便秘预防调理手册

于永铎　周天羽　主编

辽宁科学技术出版社
·沈　阳·

图书在版编目（CIP）数据

便秘预防调理手册／于永铎，周天羽主编．—沈阳：辽宁科学技术出版社，2022.6

ISBN 978-7-5591-2457-9

Ⅰ．①便…　Ⅱ．①于…　②周…　③尹…　Ⅲ．①便秘—防治—手册　Ⅳ．①R574.62-62

中国版本图书馆CIP数据核字（2022）第060080号

出版发行：辽宁科学技术出版社
（地址：沈阳市和平区十一纬路25号　邮编：110003）
印 刷 者：辽宁鼎籍数码科技有限公司
经 销 者：各地新华书店
幅面尺寸：178 mm × 258 mm
印　　张：5.25
字　　数：140千字
出版时间：2022年6月第1版
印刷时间：2022年6月第1次印刷
责任编辑：郭敬斌
封面设计：图格设计
版式设计：袁　舒
责任校对：李　霞

书　　号：ISBN 978-7-5591-2457-9
定　　价：58.00元

编辑电话：024-23284363　13840404767
E-mail：guojingbin@126.com
邮购热线：024-23284502
http：//www.lnkj.com.cn

编委会

主 编 于永铎 周天羽

副主编 尹玲慧 姚秋园 满 如 杜 婷 曲天琦
陈 锡 张 鸽 于鲲鹏

编 者 王 荣 陈 萌 李明哲 张 扬 王俊江
张 威 刘明欣 任晓颖 胡诗宇 荣 誉
刘德龙 刘 剑 张斯瑶 卜思媛 于智同

主编简介

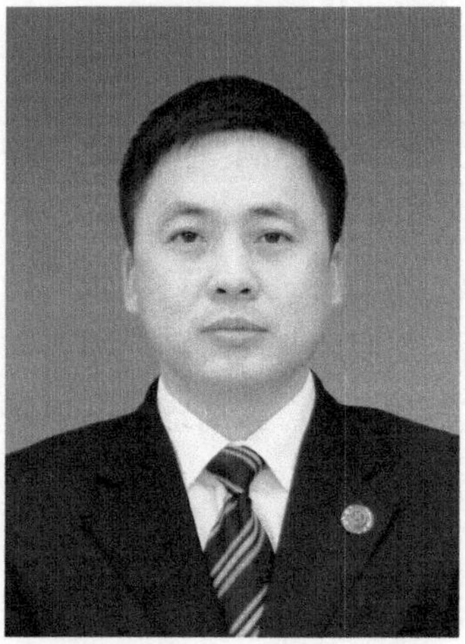

于永铎，教授，主任医师，医学博士，博士 / 硕士研究生导师，博士后导师。现任辽宁中医药大学附属医院院长，中华中医药学会肛肠分会主任委员，国家卫生健康委员会突出贡献中青年专家，辽宁省特聘教授，辽宁省名中医，沈阳市领军人才，沈阳市政协委员，国家区域中医（肛肠）诊疗中心主任，国家局级肛肠病重点学科、重点专科带头人，辽宁省便秘病重点实验室主任，辽宁省优秀科技工作者。首届全国高等中医药院校优秀青年，全国中医肛肠学科名专家。发表国家级论文 50 余篇。主编肛肠专科书籍 12 部。主持省部级以上课题 18 项，专利 4 项。获省、市以上科技成果奖 20 余项。他首次在国内提出“隐性直肠前突”的新观点，提出便秘“久病血瘀，瘀毒损络”的新理论，填补了此领域的空白。指导的博士研究生、硕士研究生共 60 余人。其学术思想已被载入《中国当代医学思想宝库》。

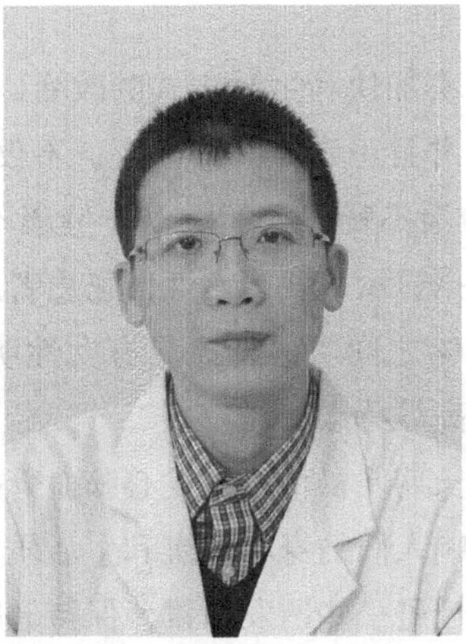

周天羽，教授，主任医师，中医博士，博士后，硕士研究生导师，全国中医优才。担任中华中医药学会肛肠分会青年委员，辽宁省中医药学会肛肠预防与康复专业委员会主任委员，世界中医药联合会中医临床思维专业委员会常务理事，辽宁省中医药学会仲景学说常务委员，辽宁省医疗事故鉴定专家等。擅长肛周常见疾病的诊治，慢性结肠炎、便秘、溃疡性结肠炎等大肠疾病的中西医治疗。先后主持国家自然科学基金项目、辽宁省自然科学基金项目等科研课题。编写《溃疡性结肠炎的认知与探索》等论著，在核心期刊发表学术论文10余篇。

内容简介

随着现代社会人们生活节奏加快和生活方式的改变，精神、心理压力也日益增大，便秘已经成为一种常见疾病，并且患者年龄跨度大，不仅限于体弱老人，学龄前儿童、青壮年也有发病可能。糟粕排泄不畅对人们的身体健康不利，同时干扰人们的精神情绪，严重影响日常生活。有数据显示，我国慢性便秘患者患病率逐渐上升，人群发病率为 3% ~ 21%，集中在 3% ~ 5% 之间。另外，具有女性明显高于男性、各个年龄段均可发病、老年人便秘患病率较高等特点。

便秘虽不会直接致命，但长期便秘可以诱发心脑血管疾病、直肠息肉、癌症，甚至阿尔茨海默病等疾病，严重影响人们的身心健康和生活质量。因此，便秘的预防相较于治疗显得更为重要，在生活中规避一些诱发因素，保持健康的生活方式，就可以大大减少便秘的发生率。对于便秘患者来说，能够简单了解便秘的发病原因和自我防治知识是非常必要的，针对老人、小儿、孕妇、产妇等特殊人群的排便调理也是重中之重。为此，我们编写了《便秘预防调理手册》，希望能为广大读者提供有益的帮助。

本书形象直观地向大众普及了相关便秘知识，包括便秘的成因、分类以及临床表现等。除此之外，将更多的篇幅用于教会大众如何排便，如何从饮食、运动、按摩和心理调节等日常保健方面，引导患者进行预防、调理和恢复。本书语言简洁明了、通俗易懂、实用性强，适合医务工作者指导临床和便秘患者参考阅读。

于永铎

2022 年 4 月 30 日

目 录

第一章　了解便秘从哪儿来

一、什么是便秘?

“便秘”既是一种疾病，又是一个症状，多种疾病可以导致便秘，对健康的危害很大，不容忽视。临床上若出现大便量少、排便次数减少（一周内排便次数少于2~3次)、便质干硬、排便困难、患者自觉有排便不尽感或依靠手法协助排便，伴随小腹坠胀、疼痛等症状，大致就可以确定，“便秘”正在困扰着你。

二、有便秘问题的人多吗?

现如今，随着人们生活水平的提高以及生活方式的改变，便秘的患病率逐渐增加。据不完全统计，在健康人群中，平均每10人中就会有1~2人有不同程度的便秘症状，每10个中老年人当中会有2~3人患有习惯性便秘。由于一部分人欠缺健康知识和意识，便秘容易被忽视，被很多人认为是小毛病，没有引起足够的重视。更有很多人在没有确定病因的情况下滥用泻药，治标不治本，造成延误治疗或可能进一步加重病情。

三、便秘分为几种类型?

临床上一般将便秘分为三大类，即结肠慢传输型便秘、出口梗阻型便秘、混合型便秘。以下将对每种类型的便秘分别阐述，你可以根据自身情况，对号入座。

（一）结肠慢传输型便秘

结肠慢传输型便秘指排除结肠解剖性、器质性、肠外病因导致的便秘以及出口梗阻型便秘，其余均为该类型便秘。

1. 症状表现

排便次数减少（一周内排便少于2~3次)，排便时间延长，大便质地干结、坚硬，没有便意或排便困难，需用泻药辅助排便。伴有下腹部胀痛，时有痉挛性疼痛，口干口苦，肛门局部不适。部分患者可有口苦、嗳气、乏力、食欲减退等相关症状。

2. 该类型便秘的形成机制是怎样的?

我们先了解正常排便的机制。排出粪便的过程是一个综合性的活动。健康人的直肠内通常是没有粪便的，随着每天起床后的运动或早餐饮食的刺激，引起胃肠运动反射，带动结肠蠕动，逐步将前日消化剩余的食物残渣、粪便送入直肠。当直肠内粪便达到一定的量，产生排便反射，刺激直肠，直肠蠕动，肛门括约肌舒张，粪便排出体外。

引起慢传输型便秘的因素很多，或许是由于生活习惯的不规律、肠道蠕动减慢、进食不足、粪便量不足等原因，无法进行正常的排便，引发便秘。

3. 导致该类型便秘的原因有哪些?

（1）现代医学认为有以下因素

①不良的排便习惯：

A. 不及时排便：正常人一般在晨起或早饭后有排便的习惯，但有些人因为早晨时间太紧迫，便意受抑制，不能及时排便。时间一久，粪便在肠内水分被吸收而变得干硬，导致排便困难。长此以往，直肠由于粪便压力的影响，敏感性减弱，进一步加重便秘。

B. 精力不集中：有些人排便时喜欢看书、看手机、吸烟等，此时精力没有集中在排便上，导致排便时间延长，久而久之形成便秘。

C. 排便姿势不良：由于某些因素限制，有些人不能采取蹲式或者坐式的姿势排便，如术后患者、长期卧床患者等。因为排便姿势不当，影响排便的正常进行，日久也可形成便秘。

②不良的饮食习惯：某些人喜食高脂、高糖、辛辣、油炸、煎烤等食品，喜饮酒；或饮食过于精细，蔬菜、水果等含纤维素的食品及粗粮摄入较少，饮水量不足；或有些人由于减肥等原因，每日食物摄入量过少，导致肠道蠕动减慢，水分不足，形成便秘。

③不良的生活习惯：运动过少、久坐，肠道蠕动减慢，也容易造成便秘。

④精神因素：过于紧张、焦虑、抑郁等不良情绪，易导致肠道蠕动失常或痉挛性收缩，如抑郁症、精神病、神经性厌食等。

⑤疾病因素：

A. 滥用泻药或减肥药：有些人因为长时间的便秘未得到改善或想达到减肥的目的而经常使用泻药，久而久之身体产生依赖性，使得便秘加重。

B. 某些肛肠疾病：如痔疮、肛裂、直肠炎、肠道肿瘤、先天性肠道的发育畸形、巨结肠、肠套叠、肠扭转等，可引发便秘。

C. 某些全身性疾病：如糖尿病、甲状腺功能减退、低血钾、贫血、睡眠障碍、神经系统障碍等，引发消化功能异常，而出现便秘。

⑥药物因素：某些患者长期口服可待因、抗抑郁药、铁剂、抗胆碱药等，也可引起便秘。

（2）祖国医学总结导致该类型便秘的原因

①平素嗜食辛辣、过食肥甘厚味、饮酒、过服温热药导致肠胃积热，或阴津不足，肠道失于濡润，而致便秘。

②肝郁气滞、忧思过度、肺气不降、胃气上逆导致气机升降失调，传导失司形成便秘。

③年老体弱、气血亏虚、阴津不足、素体阴虚或阳虚者皆可导致便秘。

④形体肥胖，痰湿内盛者亦患便秘。

4. 该类型便秘的患者应当如何调养？

（1）养成良好的排便习惯：应当养成每天在晨起或早饭后或活动后定时排便的习惯，也要避免排便时间过长。排便时尽量不要看书、看手机、吸烟等，保持注意力集中。

（2）饮食方面调节：多吃些新鲜的水果、蔬菜、粗粮等含纤维素较多的食物，多喝水，营养搭配要合理。少食高脂、高糖、辛辣、油炸、煎烤等食品。少饮酒，避免饮食过于精细。

（3）运动调节：多做些适当的运动，如慢跑、打太极、做瑜伽等，锻炼盆底肌肉，增加肠道蠕动速度，同时也可增强抵抗力。

（4）精神调节：保持心情舒畅、愉悦，调节紧张、焦虑、抑郁等不良情绪。

（二）出口梗阻型便秘

出口梗阻型便秘是指排便出口附近组织、器官的改变，导致排便困难或羁留性便秘的一种综合征。出口梗阻型便秘发病率也较高。临床分为3型：直肠无力型（弛缓型），痉挛型，肠外梗阻型。3种类型可单独发病，也可同时存在。常见直肠黏膜内脱垂、直肠前突、耻骨直肠肌综合征同时发生者。本病以女性为多见，其中直肠无力型便秘多见于老年人。

1. 症状表现

（1）直肠无力型（弛缓型）：大便困难，排便不净，虽有便意，临厕无力。可由直肠前突、直肠黏膜内脱垂、肠疝、内脏下垂等疾病导致。

（2）痉挛型：欲便不得，甚则腹胀、腹痛，肛门有紧缩感，便时及便后肛门疼痛，便条变细，排便时间长。可由耻骨直肠肌综合征、内括约肌失弛缓症等疾病导致。

（3）肠外梗阻型：与上述两类型大多症状相似，不做过多赘述。常见于子宫后倾、肿瘤、炎症等疾病。

2. 该类型便秘的形成机制是怎样的？

这类便秘中直肠前突见于女性，粪便在排出过程中，经过乙状结肠到达直肠，由于直肠阴道隔相对比较薄弱，排便时直肠内压力朝向阴道方向，长期在粪便的压迫下，直肠向阴道一侧凸出，形成一个类似“U”形的“兜”，粪便易在此处滞留，造成排便困难（图1）。

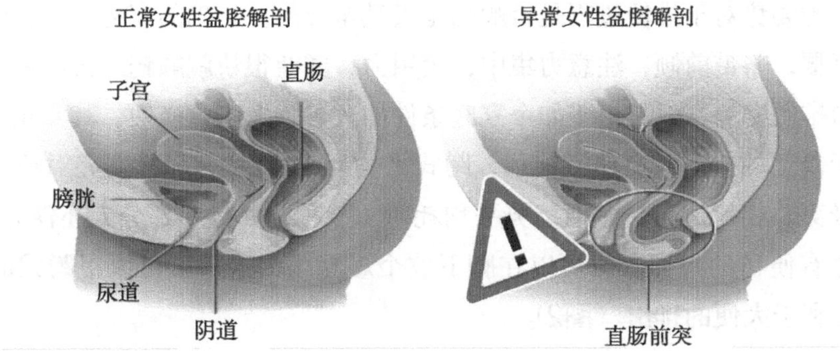

图1

3. 导致该类型便秘的原因有哪些?

（1）疾病因素：耻骨直肠肌痉挛、直肠黏膜脱垂、直肠前突、肛门括约肌痉挛、盆底及会阴下降等疾病。

（2）年龄因素：患病率与年龄成正比，老年人多见。

（3）性别及生理因素：女性、怀孕或更年期者相对多见。

（4）职业因素：久坐职业人群患病较多。

4. 该类型便秘的患者应当如何调养?

（1）症状较轻者：可选择保守治疗，依据各自的临床症状，分别予以中药辨证论治，或配合相应的针灸方法。

（2）症状较重者：可采取手术方法，术后按照本书后面相应的调养计划，寻找适合自己的饮食及生活方式，避免便秘再次形成。

（三）混合型便秘

该类便秘既有结肠传输功能障碍，又存在功能性出口梗阻，具有结肠慢传输型便秘与出口梗阻型便秘的双重表现，二者互为因果。此类型便秘多属于顽固性，病程较长，治疗难度相对较大。

治疗该类型便秘时，要做到有的放矢，在规范化的同时做到个体化。患者应根据自身情况，相应改变生活及饮食等习惯，配合药物治疗。病情较重时，采取保守与手术方法配合治疗。

四、正确的排便习惯是怎样的?

1. 正确的排便姿势

排便的姿势对于排便过程是否顺畅是极其重要的。正确的姿势是两腿略微分开，上身挺胸直腰，略带前倾，注意力集中，稍用力，粪便很快就顺畅地排出来了。蹲式是一种很好的排便姿势，但是由于如今家庭条件的改善，大多是坐便，其实相对来讲，坐便并不利于粪便的排出。有研究显示，蹲式平均耗时 40 秒，而且研究对象一致认为排便过程很舒爽。相比之下，坐便姿势平均耗时 100 秒，并且一部分人还伴有排便不尽感。所以，患有便秘的人如厕时可以在脚下放个矮凳子，这样就可以跟蹲式的受力角度一样，更有利于大便的排出（图2)。

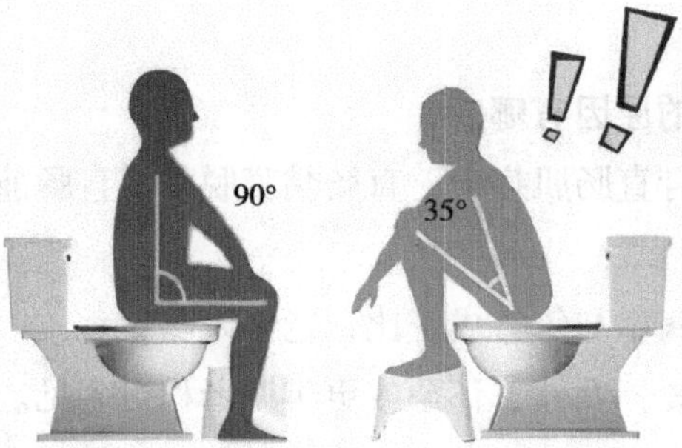

图2

2. 正确的排便时间

应当养成每天在晨起、早饭后或活动后定时排便的习惯，每次排便时间 3 ~ 10 分钟，避免蹲在厕所太久，太久容易引发痔疮等疾病。

3. 排便时的注意点

尽量不要看书、看手机、吸烟等，因其会使得大便时间延长，注意力不集中。长时间的蹲便还会增加腹压，诱导痔疮的形成。

4. 排便后的调护

可以在大便后用水冲洗肛门局部或坐浴。温水坐浴可以促进肛门周围的血液循环，缓解括约肌紧张。清洁肛门局部，可以预防有害细菌感染、防止各种皮肤疾患，对痔疮等其他肛门疾病的治疗也有重要意义。

第二章　便秘的饮食防治

一、预防便秘的饮食总纲

民以食为天，毫无疑问，合理饮食是便秘防治的关键一环。人们通过每日摄入丰富的食物来获取足量的营养元素，保持身体健康。无论是从单纯预防改善便秘症状的角度，还是从养生保健的角度来说，丰富我们的饮食结构都是明智之举。在日常饮食中，摄入食物的量、类、质都需要充分考虑，如此才能使身体状况达到一种平衡的状态。不要因为喜欢就长期只吃一种或几种食物，也不要因为讨厌就完全不吃哪种，长期如此机体不能均衡地摄入营养，导致部分营养物质缺失，不利于身体健康。下面列举一些对改善便秘有所帮助的食物，并对其进行简单介绍。

（一）五谷蔬菜食用推荐

1. 蔬菜类

（1）西红柿：酸甜可口，风味独特。含丰富的番茄红素、维生素 C、维生素 B_1、维生素 B_2 及磷、钾、镁、铁、锌等微量元素。除此之外，西红柿里的苹果酸、柠檬酸等有机酸对肠道的蠕动有促进作用。多吃西红柿能养颜抗衰老，改善便秘症状，还有有效保护心血管的功能。《陆川本草》中记载：“其味酸，甘，性微寒，可生津止渴，健胃消食。”适用于热秘、阴虚便秘。

可生食、煲汤、炒食或制成番茄汁饮用。因其性偏寒凉，所以虚寒体质者或老人慎食。胃酸过多者也不宜多食。建议日食用量中等大小一个（100～200g）。

（2）芦笋：口感清脆爽口，被一些国家称为“蔬菜之王”。氨基酸、维生素等营养物质含量非常丰富。含天冬酰胺及大量微量元素，常食可有效预防心血管疾病，维持身体正常免疫功能。低糖、低脂、高纤维的特点非常适合减肥者，其中富含的粗纤维能让粪便更容易排出体外。《日用本草》曰：“味甘，寒，无毒。”可清肺止渴，利水通淋。治膈寒客热，止渴，利小便，解诸鱼之毒，适用于热秘。

可凉拌、炒食、炖食等。因其性寒，老人及脾胃虚寒者慎服，多食易消化不良、腹胀、腹痛、腹泻。建议日食用量不超过 200g。

（3）胡萝卜：富含胡萝卜素，即维 A 原物质，它能够产生大量维生素 A，促进细胞新陈代谢，长期食用还可防癌、抗癌。但应注意胡萝卜素须溶解在脂肪里才能被较好地吸收。同时胡萝卜还含有丰富的粗纤维，能促进胃肠蠕动，从而保持大便通畅，其富含的果胶同样可以促进体内毒素的排出，改善排便困难的症状。《本草纲目》曰：“甘，辛，微温，无毒。下气补中，利胸膈肠胃，安五脏，令人健食，有益无损。”适用于气虚便秘，阳虚便秘。

可生食、煮食、炒食、炖食、制成蔬果汁等。建议日食用量半根到一根。

小贴士：《长寿药粥谱》中胡萝卜适量，粳米 250g。将胡萝卜切碎，同粳米煮粥，作为早、晚餐，可预防、缓解便秘。

（4）土豆：是世界上公认的营养食物，富含淀粉、优质植物蛋白、维生素以及各种微量元素。其中维生素 B_1 和膳食纤维可刺激肠道蠕动，吸收和保留水分，使粪便变得柔软，起到缓解便秘的功效。土豆味甘、性平，有和胃健脾、益气和中的功效，适用于虚性便秘。《神农本草经》中将土豆列为上品，谓其："补虚羸、除邪气、补中益气、长肌肉之效。"久服轻身不饥，延年益寿。

可炒食、蒸食、炖食、油炸（对便秘患者不利）。建议日食用量一个。

小贴士：土豆汁（《中级医刊》1954 年第一期）：将土豆洗净，绞成汁，将汁液过滤干净，早饭前、午饭前各服用半杯。试验证明对便秘患者有效。

（5）菠菜：含有丰富的胡萝卜素、维生素 C、维生素 K 及维生素 B_1 等营养元素，某些西亚国家称之为"蔬菜之王"。同时菠菜富含膳食纤维，非常适合便秘患者食用。《日用本草》曰："甘，寒，无毒。"具有养血止血、润燥通便之功效，慢性体虚性便秘者宜常食之。《随息居饮食谱》言："菠菜，开胸膈，通肠胃，润燥活血，大便涩滞及患痔人宜食之。"

可煲汤、焯水后凉拌、单炒或与荤菜合炒食用。菠菜冷滑尤甚，虚寒体质及冷秘者慎服。建议日食用量 80～100g，尽量不超过 120g。

小贴士：麻油拌菠菜：新鲜菠菜 250g，盐、麻油少许。将菠菜洗净，待锅中水煮沸，放入盐，再把菠菜放入沸水中烫约 3 分钟后取出，加入麻油拌匀即成（民间验方）。

（6）南瓜：含蛋白质、脂肪、碳水化合物、维生素、胡萝卜素及钴、磷、铁等微量元素，经常服用可预防心血管疾病。丰富的纤维素有良好的通便作用，果胶可增强胃肠蠕动，同时可吸附肠道内有害物质，改善胃肠道环境。《本草纲目》记载："其性温，味甘。"有补中益气、解毒杀虫的作用。凡便秘之人，尤其是中老年体弱便秘者，食之最宜，可用于阳虚便秘、冷秘。

可炖食、煲粥、炒食、榨汁及制成糕点食用。《神农本草经》谓："其性滞气、助湿。"故气滞痰湿者慎服。建议日食用量 100g 左右。

小贴士：南瓜猪肝汤：南瓜、猪肝各 250g，精盐、味精、麻油各适量。南瓜去皮、瓤，洗净切块；猪肝洗净切片。以上二物同入锅中，加水 1000mL，煮至瓜烂肉熟，加入作料调匀即成。可健脾养肝明目，对夜盲症患者有益，同时对便秘也有一定的效果（民间验方）。

（7）黄瓜：是生活中常见的蔬菜，口感清脆，含膳食纤维、蛋白质、维生素 B_2、维生素 C、胡萝卜素及钙、磷、铁等各种营养成分。其水分多、热量低，适合减肥人士食用。常食可润肠通便、美容减肥，还可降低胆固醇。《滇南本草》记载："黄瓜味辛，微苦，性大寒。"有清热利尿、祛痰、滑肠通便、降脂的功效。适用于热秘，津亏便秘。

可生食、炒食、煮汤、榨汁食用。黄瓜多凉拌生吃，要注意卫生。《滇南本草》记载："动寒痰，胃冷者食之，腹痛吐泻。"其性寒凉，脾胃虚弱、脾肾阳虚者慎服。建议日食用量 50 ~ 100g。

（8）冬瓜：不含脂肪，热量也很低，因此成了广为人知的减肥蔬菜。富含蛋白质、膳食纤维、B 族维生素和钾、磷、钙等微量元素。冬瓜可预防和治疗便秘，也可作为肾脏病、糖尿病、高血压患者的辅助治疗，常服之可降"三高"。《饮膳正要》记载："味甘，平微寒，无毒。"可清热解毒，利水消痰。《随息居饮食谱》曰："若孕妇常食，泽胎儿毒，令儿无病。"适用于热秘。

可炒食、煲粥、煲汤、凉拌或制成果蔬汁食用。因其性偏寒，脾胃气虚、胃寒疼痛及腹泻者应慎食。建议日食用量 100 ~ 200g。

（9）洋葱：被欧洲称之为"菜中皇后"。含糖分、氮化合物及各种维生素。富含前列腺素 A_1，具有降压作用。洋葱是高血脂、高血压、糖尿病、心脑血管疾病患者的理想食物，还能抑制肠道内的有害细菌如大肠埃希菌等，改善肠道内环境。另外，洋葱可通过产气来促进肠道蠕动，达到促进排便的功效。《食物疗法》记载："洋葱味辛，甘，性温。可解毒杀虫，消食通便。"因其辛温，故可用于寒性、阳虚性便秘，气津耗伤有热者不能食用。

可生食制成凉菜、炒食、炖食及作为辅料加入。有眼病、皮肤病、胃病等忌食辛辣者禁食。建议日食用量 100g 左右。

（10）甘薯：是常见食材，甘薯看似平淡无奇，但是可不要小瞧它，它蕴含丰富的营养物质。富含蛋白质、胡萝卜素、钠、钾等，且甘薯中丰富的植物纤维素能增加粪便体积，可预防便秘和肠道疾病，是便秘患者的优质食物。甘薯性平、味甘。《本草纲目拾遗》曰："补中，和血，暖胃，肥五脏。"常食补脾益胃、益气生津、润肠通便，可用于虚性便秘。

可蒸食、烤食、煲粥，与其他蔬菜搭配炖食。因其淀粉含量较多，故甘薯应彻底煮熟后食用，否则易引起腹胀反酸、打嗝等。建议日食用量 100g 左右。

小贴士：蜂蜜红薯（可用于肠燥便秘）：洗净的鲜甘薯 250g，加少许食油、蜂蜜、盐炒食，一次吃完，早、晚空腹各食 1 次。

（11）其他：芹菜、韭菜、白菜、卷心菜、西蓝花和魔芋等。

2. 谷物类

（1）黄豆：是我国常见粮食作物之一，富含蛋白质、脂肪、膳食纤维及各种微量元素。其蛋白质的氨基酸组成与动物蛋白质近似，相对而言更易被人体吸收。脂肪及膳食纤维均有助于促进排便，清理肠道内环境，从而达到预防便秘及其他肠道疾病的作用。黄豆味甘、性温。《日用本草》："宽中下气，利大肠，消水胀，治肿毒。"能健脾宽中、润燥消水，可用于阳虚便秘。

可炒食、煮食、炖菜、水泡成豆芽，或加工成豆腐、豆浆、腐竹等豆制品。多食易造成腹胀，摄入蛋白质量过多可加重体内蛋白质代谢负担。建议日食用量不超过 40g，每周 2～3 次。

小贴士：黄豆猪手：猪手 1 个，黄豆 50g（自行调节加量）。黄豆提前用清水浸泡，猪手水开焯烫至变色。锅中热油，放入花椒、冰糖，再放入猪手。翻炒后放入葱、姜、八角，最后放入黄豆及调料炖熟即可。

（2）玉米：香甜可口，是人们十分喜爱的一种谷物，含有蛋白质、脂肪、碳水化合物、矿物质、B 族维生素及纤维素。是适合便秘者食用的优质食物，常食还可预防心脑血管疾病。《本草纲目》记载："玉蜀黍种出西土，甘平无毒，能调中开胃。"可开胃和中，渗湿利水。玉米的花穗叫玉米须，有很好的利尿、降压、止血作用，适用于虚性便秘。

可炒食、煮食、制成玉米汁或糕点食用。糖尿病患者不能多食。建议日食用量中等大小玉米 1～2 根。

（3）荞麦：有一个响亮的别称是"净肠草"，道出了它对肠道功能的保护作用，富含膳食纤维，可有效地清理肠道内的有害物质，促进排便，预防和治疗便秘。含有多种氨基酸及铁、锰等微量元素，是名副其实的保健食材。《嘉祐本草》曰："味甘，平寒，无毒。入脾、大肠二经。"具有清热利湿、开胃宽肠的功效，适用于热秘。

可煲粥、制成面类主食、制成茶饮等。荞麦不宜多吃，食用较多可导致消化不良、腹部胀气。建议日食用量不得超过 150g。老人、小孩等胃肠功能较弱者，食用量减半。

(4) 其他：燕麦、扁豆、糙米及蚕豆等富含粗纤维的粗粮。

3. 海产类

(1) 海带：是营养丰富的食用褐藻，含有60多种营养成分。富含蛋白质、脂肪、胡萝卜素、维生素B_1、烟酸及各种微量元素，还含有丰富的纤维素，能够促进胃肠蠕动。其热量低、蛋白质适中、矿物质含量丰富，是一种优质天然食品。《本草品汇精要》记载："味苦咸，性寒，无毒。"具有软坚散结、化湿行水的功效，适用于热秘。

可凉拌、炒食、炖食、煲汤、煲粥等。脾胃虚寒、腹泻便溏者不宜多食。建议日食用量不超过50g，不适合每日食用，每周1次。过量食用导致摄入碘量超标，从而导致甲状腺疾病。

(2) 紫菜：富含大量蛋白质、碳水化合物、膳食纤维，同时含有多种维生素及镁、钾等微量元素。能促进胃肠蠕动，预防和改善排便，还有提高机体免疫力、降血脂等功效。《本草纲目》记载："紫菜性寒，味甘，无毒。"归肺、脾、膀胱经。具有软坚散结、化痰止咳、清热利尿的功效，适用于热秘。

可凉拌、炒食、煲汤、脆爆、煲粥等。脾胃虚寒、腹泻便溏者不宜多食。建议日食用量3g左右，每周1~2次。

(3) 其他：海参、海蜇皮等。

4. 菌类

(1) 黑木耳：因其爽滑的口感和极高的营养价值被称为"素中之荤"。所含的植物胶质是一种天然滋补剂，能吸附停留在人体消化道和呼吸道的有害物质，促进其排出体外，是很好的日常保健食品。木耳之性，多甘平，专入胃、大肠经。《神农本草经》曰："益气不饥，轻身强志。"具有滋阴和血、养阴润燥、润肺补脑之功效，适用于阴虚便秘，血虚便秘。

可生食、煲粥、煲汤、炒食、炖食及榨汁食用。建议日食用量泡发后15~20g，每周2~3次。

小贴士：

(1) 取黑木耳6~8片，用温水泡发后洗干净；取适量红枣，洗净后去核。将二者一起放入粉碎机，加一小碗水，打成稀糊状。倒入锅中，边加热边搅动，烧开后取出即可食用。每天空腹时吃小半碗，有利于大便的排出。

(2) 银耳10g、黑木耳10g、冰糖30g（糖尿病患者慎服）。

将银耳、黑木耳用温水泡发后，洗净，放入碗内，加适量水，放入冰糖，置蒸笼中蒸1小时，待木耳熟透即成。吃银耳、黑木耳，喝汤，每日2次（民间验方）。

（2）香菇：是我国著名的药用菌，因其独特的风味深受人们喜爱。富含各种营养物质，包括维生素 B_1、维生素 B_2、纤维素及丰富的微量元素镁，这些营养物质均能增强胃肠的蠕动。香菇还有明显的抗癌、抗病毒效果。《本草求真》记载："香蕈味甘性平，大能益胃助食，及理小便不禁。"有健胃益气、利肝益胃的功效，适用于气虚便秘、热秘。

脾胃虚弱者慎服，多食易造成消化不良。建议日服用量 7 ~ 10 枚，每周 3 次。

（3）其他：慈姑等。

（二）预防便秘三餐怎样吃？

一日三餐是供给人们生活工作所需能量的重要部分，三餐怎么吃、如何吃，是日常生活中需要注意的事。正确的饮食方式对人体维持健康状态可起到事半功倍的效果，科学饮食可使我们保持活力，保持肠道内环境健康，还可对减肥有一定帮助。

1. 要想"便"好，先要吃"饱"

这里所说的饱不是要吃到撑的程度，而是需要进食足够多的食物。也就是说，要想排便顺畅，首先需要进食够量，充足且均衡的饮食摄入是健康排便的第一步。有些人的便秘并不是疾病所致，极有可能就是因为进食量较少，摄入食物量不足则胃结肠反射不充分，就易导致排便困难的情况发生。三餐中早餐尤为关键，但是在如今快节奏的生活中却最易被人们所忽视。很多人早饭敷衍了事，匆匆结束，甚至根本不吃。一些减肥的女性，为了快速降低体重，选择节食减肥，往往会造成便秘的发生。

早饭要吃好、午饭要吃饱、晚饭要吃少，绝对是有道理的。不吃早餐，反而在晚餐时吃得过饱，这正是一种容易产生便秘的生活方式。正所谓一日之计在于晨，排便也同样如此。清晨是一天中排便的绝佳时机，通过摄入充足的早餐和适量的水可更好地刺激胃肠反射，从而排便，久而久之还能养成良好的生活及排便习惯，一举两得。

2. 三餐饮食不要过于精细化

在食品加工行业如此发达的今天，人们所摄入的食物很多都过于精细，同时人们也日渐习惯于这样的饮食。但这意味着摄入的膳食纤维很可能是不足的，小肠会将精细化的食物充分吸收而导致食物残渣过少，产生的粪便就会变少，大肠也就无法受到充分的刺激而产生便意，久而久之就容易形成便秘。

3. 三餐都吃点啥？

一日三餐尽量做到不挑食、不偏食，确保每日营养来源广泛而充足，三餐确保水果、蔬菜、肉类搭配均衡，尽量食用各种含有利于排便物质的食物（图1、图2 数据均来自《中国居民膳食指南（2016）》。

建议平均每天摄入 12 种以上食物，每周 25 种以上为宜；建议每日蔬菜摄入量为 300 ~ 500g；建议每日水果摄入量为 200 ~ 350g。

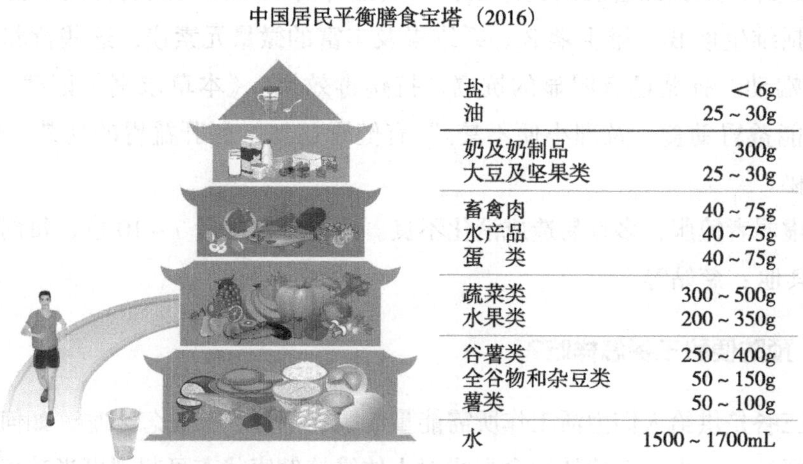
中国居民平衡膳食宝塔（2016）
盐　< 6g
油　25 ~ 30g
奶及奶制品　300g
大豆及坚果类　25 ~ 30g
畜禽肉　40 ~ 75g
水产品　40 ~ 75g
蛋　类　40 ~ 75g
蔬菜类　300 ~ 500g
水果类　200 ~ 350g
谷薯类　250 ~ 400g
全谷物和杂豆类　50 ~ 150g
薯类　50 ~ 100g
水　1500 ~ 1700mL

图1

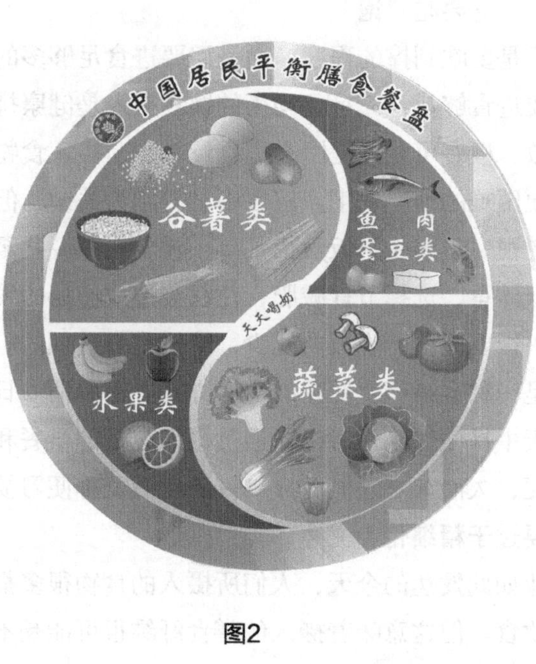

图2

（1）多进食富含膳食纤维的食物：每天应摄入谷薯类食物 250 ~ 400g，其中全谷物和杂豆类 50 ~ 150g，薯类 50 ~ 100g。每日纤维素推荐摄入量为 30 ~ 50g。纤维素多存在于植物根茎中。适量的纤维素可刺激肠道，促进胃肠蠕动，增强排便能力。但凡事都有度，过多摄入纤维素，不但会有碍便秘症状的改善，还会影响钙、铁、锌等微量元素的吸收，降低人体对蛋白质的消化吸收。膳食纤维分为水溶性纤维和非水溶性膳食纤维，单纯摄入其中一种纤维素对便秘的预防和改善效果要远小于同时摄入两种纤维。水溶性纤维多来自柑橘、苹果、柠檬等水果和白菜、甜菜等蔬菜；非水溶性膳食纤维多来自玉米糠、芹菜、果皮和根茎蔬菜等，只有摄入两种类型的纤维素才能更好地对便秘起到预防及辅助治疗的效果。

（2）适量摄入脂肪：许多人谈到脂肪就会“敬而远之”，认为摄入脂肪是不利于身体健康的，但是合理摄入脂肪可起到润滑肠道的作用，就连许多中药材也是利用这个原理来促进排便。正常人日摄油量应控制在25～30g。无“三高”等慢性疾病、身体健康者可适当增加脂肪的摄入。脂肪润肠，促进肠蠕动，有利于排便，植物油能直接润肠，且分解产物脂肪酸有刺激肠蠕动的作用。油脂根据来源分为动物性及植物性，比如动物的肉、肝脏等，植物类如花生、芝麻、核桃及花生油、芝麻油、豆油等。较为适合便秘患者食用的油类有橄榄油、蓖麻油等。

（3）适量摄入优质蛋白：成人日蛋白摄入量为每千克体重1～1.2g。蛋白质按来源可分为动物蛋白和植物蛋白，如藜麦、荞麦、菠菜、豆类及动物瘦肉等。只有脂肪、蛋白质、碳水化合物均衡摄入才能保证正常的肠道内环境，从而促进排便，无论哪种物质过多或缺失都不利于顺畅排便。

（4）吃含B族维生素的食物：多食用含B族维生素丰富的食物，能起到一定程度的预防便秘的作用，同时可促进胃肠消化液的分泌，维持和促进肠道蠕动。含有B族维生素的食物如粗粮、酵母、豆类及其制品等。

（5）吃含微量元素如镁、钾等的食物：微量元素是保持人体健康所必需的物质，通过与蛋白质和其他有机物分子团结合，形成人体所需的各种酶、激素、维生素等生物大分子，可促进肠道的蠕动从而有助于排便。如菠菜、黑豆、蘑菇、黄豆及芹菜等。

（6）吃含低聚糖的食物：低聚糖又称寡糖类或少糖类，这类功能性低聚糖被认为对便秘患者有益，人体不能分解、消化功能性低聚糖。在摄入后，看似对人体没什么大用，但肠道中的有益微生物双歧杆菌却十分喜欢。低聚糖能促进双歧杆菌增殖，作为肠道内的主要有益菌，其数量增多时，就可改善肠道内微环境，提供相对良好的肠道环境。同时适合减肥者食用。如苹果、香蕉、蜂蜜、大蒜、西红柿、芦笋和麦类中富含低聚糖。

（7）宜每日补充益生菌：乳杆菌属、双歧杆菌属肠道益生菌，定植在肠道黏膜当中，这些微小的益生菌在营养物质吸收和消化等方面发挥着重要作用。当肠道内有益菌群占优，可促进粪便吸收水分，使肠道蠕动更加顺畅，从而迅速连同有害物质一起排出体外。研究发现，肠道益生菌可能还与很多系统性疾病有关联。若肠道菌群紊乱，可能导致大便的性状和排便习惯发生改变，也可能发展成炎症性肠病，甚至形成肠道肿瘤。

小贴士：肠道内菌群应该保持一种动态平衡状态，益生菌并不是越多越好，过度摄入和补充益生菌不能对人体产生积极作用，可能会引起腹泻、腹痛等症状，进而扰乱肠道环境。在益生菌补充方面，应该注重适当吃些含益生菌的食品，而不是过多依赖益生菌制剂，否则会产生事倍功半的效果。

4. 注意合理饮食

一日三餐要做到合理，有便秘症状的人相较他人应更加重视对胃肠的保护。三餐及平时应慎重进食碳酸饮料、浓茶、浓咖啡、酒类及刺激辛辣性食物，少食或禁食油炸类、熏烤类食物，多食蔬菜、水果、粗粮等有利于排便的食物，为肠道提供相对稳定的内环境。

5. 规律、定时饮食

一日三餐应做到定时，做到规律饮食，要让肠胃“稳定”下来，肠胃才会更好地为整个身体工作。如果到了吃饭时间，不管是否有饥饿感，都应该进食，可根据实际情况决定进食量的多少。间食也要定时、适量食用，可作为一种辅助性食物，不能代替正餐。若过量进食间食会影响正餐的摄入，不利于营养吸收，适得其反。

6. 不要暴饮暴食，也不要节食

一日三餐要做到定量，“饮食有节”才能保持健康体魄。有些人遇见心仪的食物就忘记了节制，有些人忙于工作而延误了正常吃饭的时间，之后不控制自己的进食量，这往往就会造成腹胀、腹痛，甚至是腹泻，这些都是不可取的。而有些女性为了减肥而选择节食，也是一种错误的做法，即使短期内有效也会对身体造成巨大伤害，往往是减肥失败还把身体搞坏。所以一定要做到饮食有度，才能有效地预防便秘的发生。

7. 细嚼慢咽

在进食过程中细嚼慢咽是一种非常好的习惯。食物被充分地嚼碎，与唾液进行大面积接触，有助于食物的消化吸收，不但减轻胃肠负担，使其更好地蠕动，还可使食物中的营养物质被充分地分解吸收，有利于健康。相反，未经充分咀嚼的食物容易堆积，造成消化困难，使肠胃的负担加重，肠道蠕动的速度也变得更慢。因为胃肠需要更多的时间去分解、吸收食物，易造成胃肠疾病的发生，不利于排便。

小贴士： 地中海饮食（Mediterraneandiet）：泛指希腊、西班牙、法国和意大利南部等处于地中海沿岸的南欧各国以蔬菜、水果、鱼类、五谷杂粮、豆类和橄榄油为主的饮食风格。地中海饮食能有效预防心脑血管疾病，提高人体抵抗力。虽然每个地区都有自己的饮食习惯，但对于追求健康的目标却是永恒不变的。每个人可以根据自己的饮食特点和习惯进行借鉴，对于预防和缓解便秘，以及整体全面的健康非常有好处。地中海饮食中按进食频率对食物进行分组如下：

• 建议每日足量食用：(1) 水果、蔬菜、五谷杂粮：五谷杂粮则包括小麦、大麦、燕麦、大米、玉米等。做到粗细结合。(2) 橄榄油。(3) 酸奶。(4) 坚果、豆类。

• 建议以周为单位（每周2～3次）食用：(1) 鱼、虾。(2) 鸡蛋、鸡肉。

• 建议以月为单位（每月数次）食用：(1) 猪肉、牛肉、羊肉（统称为红肉）。(2) 甜食。

• 红酒根据自身情况饮用，同时坚持每日锻炼。

（三）不要忽视饮水

水是生命之源，对人体的重要性不言而喻。每日摄入足量的水不仅对预防和改善便秘有良好效果，对于长远的健康考虑更具有举足轻重的作用。多喝水能够维持体内代谢稳定，让人保持年轻状态，同时还可加速体内毒素的排出，有益于身体健康。

1. 每日饮水量多少适宜?

建议每日饮水总量为 1600 ~ 2000mL，每次饮水量 200 ~ 250mL。适量饮水可以刺激肠道蠕动，促进排便，且无副作用。

2. 什么时候饮水比较好?

便秘者的饮水时间最好在睡前、夜半醒、晨起这几个时间段。可适量饮用温开水，但夜间最好不要饮用过多的水，否则可能会起夜，从而对睡眠产生影响。沐浴者应在沐浴前适当饮用温水。因为无论是在长时间的睡眠还是沐浴期间，人体都会损失大量水分，需要及时补充丢失的水分。不要等有渴的感觉再喝水，要养成上午、下午、晚上均适量、规律饮水的习惯。

3. 喝哪种水好?

关于水的选择，最好是自家烧开的温白开水，可自带保温杯储存以备饮用。脾胃功能好的人可饮用常温凉开水，一般情况下可饮用温淡盐水（有缓泄作用）、淡蜂蜜水（糖尿病患者慎服）来促进肠道蠕动。需注意不要用沸水直接冲调蜂蜜水，因沸水会在一定程度上破坏蜂蜜的营养成分。同时也可适量饮用矿物质水或纯果汁（无添加剂）来补充所需要的微量元素，改善肠道内环境。如果不想喝水，可适量饮用胡萝卜汁、梅子汁等有促进肠道蠕动作用的饮品。但需注意的是，水是最直接有效且健康的饮品，果汁等不能取代水的作用。

4. 晨起何时饮水较好?

根据子午流注理论："卯时，大肠经当令。"《针灸大成》中亦记载："卯时气来注大肠。"卯时是指早晨 5—7 时。这是大肠开始蠕动排便的时间。饮水后，人体通过大肠的传导来把体内沉积一夜的毒素排出体外，以维持身体的健康。所以清晨 5—7 时饮水有利于大便排出。

5. 吃饭过程如何喝水?

可以在吃饭过程中少量饮用温水或汤水，这有助于胃肠消化，能轻度缓解消化过程中胃肠负担。但是不能过多地饮用水或汤类，也不要在饭后 1 ~ 2 小时内大量饮水，以免冲淡胃液分泌，加重胃肠功能负担，造成消化不良。

6. 具体怎么喝水?

大家都知道喝水对于便秘的作用，但你知道怎么喝水吗？有些人喜欢小口缓慢地喝，有些人则喜欢大口喝。这就好比一个出水口，一个是点滴地出水，而另一个是快速大量地出水。缓慢饮水，可能无法有效刺激肠道，就达不到理想效果。便秘患者应注意喝水方式不能太过轻缓，否则无法确保水能顺利刺激到大肠而促进排便。但须注意喝水过程也不要过急，以免呛咳。

7. 饮品推荐

除水之外，在日常生活中，人们总是喜欢饮用各式各样的饮品，它们风味独特，口感清甜，已经成为生活中必不可少的一部分。此外，美味的饮品还能为人们忙碌的生活增加一丝别样的香甜，那么便秘患者可以饮用的饮品有哪些呢？

（1）牛奶：牛奶性偏寒，味甘。富含蛋白质、卵磷脂、B 族维生素以及钙、镁、锌、铁等微量元素，营养价值很高，具有润肠通便的作用，适合于虚性便秘患者。对于成人糖尿病患者可适度饮用低脂牛奶，2 型糖尿病伴肥胖者可根据实际血脂情况饮用全脱脂或半脱脂奶，乳糖不耐受者可自行服用乳糖酶或改为饮用酸奶。

小贴士：尽量不要空腹喝牛奶，牛奶中的蛋白质在胃中会与胃酸反应，反而不利于消化，而且不利于营养物质的吸收，儿童及婴幼儿应当特别注意。将牛奶加热煮沸可有效缓解这种现象，从而使其营养被更好地吸收，但沸腾时间不宜过长，会破坏其营养物质。因牛奶具有安神助眠的功效，也不适合早晨饮用。若想改善便秘症状可在临睡前饮用 150～200mL 温牛奶。

（2）果蔬汁：柑橘汁、蜂蜜柚子汁、胡萝卜汁、苹果汁、梨汁及梅子汁等果蔬汁都有一定的促进排便功效，长期饮用有益于缓解便秘，且制作方便。不同人可根据自己的喜好自由搭配能促进排便的蔬菜果汁。需注意果汁虽有助于排便，但不能代替直接食用水果与蔬菜。

①黄瓜汁：黄瓜 1 根，柠檬 30g（可根据口味加减），胡萝卜 100～200g，温水、蜂蜜（糖尿病患者慎用）各适量。

功效：胡萝卜、黄瓜及柠檬均富含各种微量元素及纤维素，可促进胃肠蠕动，预防和改善便秘症状。

②柳橙汁：柳橙（最好带皮）30～50g，胡萝卜及苹果各 100～150g，温水、蜂蜜（糖尿病患者慎用）各适量。

功效：橙子、胡萝卜均富含各种微量元素及纤维素，苹果富含果胶，可促进胃肠蠕动，预防和改善便秘症状。

③柚子香梨汁：柚子 50g，梨 100g，温水、蜂蜜（糖尿病患者慎用）各适量。

功效：柚子和梨都对便秘有很好疗效，经常食用不但可促进排便，还可起到润肺、止咳、平喘的作用。

（3）茶饮：茶是很多人生活中必不可少的一种饮品，适量饮茶对便秘没有影响，对于身体健康还有一定程度的促进作用。然而有些错误的饮茶方法却可能加重便秘症状。茶叶中有一种叫鞣酸的物质，过量食用会加重便秘。很多人喜欢喝浓茶，殊不知这样会摄入过量的鞣酸而引起便秘。另外，饮用浸泡时间过长的茶以及用沸水直接泡也会使茶叶中的鞣酸充分渗出于茶水中，造成便秘的发生。所以便秘的人一定要注意喝茶的方式以及饮茶量。

①决明子茶：《中华人民共和国药典》记载："决明子味苦，甘，性微寒。归肝、大肠经。"可清肝明目、润肠通便，适用于热秘。

用法用量：将单味炒决明子 6～10g，茶叶等量，直接泡茶饮用。对习惯性便秘有效，还可以清热、明目、降脂。

②蜜糖红茶饮（糖尿病患者禁服）：红茶性偏温，可消食和胃、利水消肿。常服还可解毒杀菌、抗衰老，对预防心血管疾病有效，适用于冷秘。

用法用量：红茶 5g，红糖及蜂蜜少许。先将红茶用水浸泡 10 分钟，之后加入适量红糖及蜂蜜。趁热饭前饮用，每日 3 次（民间验方）。

③当归首乌茶（糖尿病患者慎服）：《本草新编》曰："当归味甘辛，气温，可升可降，阳中之阴。"可补血活血、润肠通便。《本草纲目》曰："首乌，养血益肝，固精益肾，健筋骨，乌须发，为滋补良药。"适用于阴虚便秘、血虚肠燥便秘。

用法用量：当归 10g，生地 15g，生首乌 10g，红茶 3g，蜂蜜少量（可不加），直接沸水浸泡即可。有条件者可先将药物煮好，用药汤泡茶。

④蜂蜜柚子茶（糖尿病患者禁服）：《本草纲目》记载："柚子味甘酸、性寒，具有理气化痰、润肺清肠、补血健脾等功效。"能治食少、口淡、消化不良等症，适用于虚性便秘、热秘。

用法用量：柚子 1 个，柠檬 1 个，蜂蜜 250g，茶叶少量。

小贴士：柚子最好是连皮一起，去掉中间的白色部分。外皮最好用盐水浸泡一下。蜂蜜要等熬完水温下降的时候再加，太热的水会破坏蜂蜜中一些营养物质。

⑤槐角茶（孕妇慎服）：槐角味苦，性寒。归肝、大肠经。能清热泻火，凉血止血。用于肠热便血、痔肿出血、肝热头痛。槐角茶有良好的医疗价值，长期饮用可清热、降火、治痔疮，还有软化血管、降胆固醇、凉血通便之功效，适用于热秘。因其性寒凉，不适合连续长期饮用。脾胃虚弱、腹泻便溏者忌服。

用法用量：槐角茶 3～5 粒，放入杯中，热水冲饮即可。

⑥茉莉花茶：茉莉花味辛，性温。可疏肝行气、解毒散结、和中下气、辟秽浊。茉莉花茶能够祛湿，行气。常服可预防心脑血管疾病、肠道疾病等，可用于气滞便秘。

用法用量：茉莉花茶 5～8g，用热水泡开饮用。因其性温，故热结便秘者应慎服。

⑦杜仲茶：《中华人民共和国药典》（2010年版一部）记载："杜仲甘，温。归肝、肾经，可补肝肾，强筋骨，安胎元。"杜仲茶有降压、利尿、通便、增强肠道蠕动作用，对虚性便秘有效。杜仲茶能有效清除体内垃圾，分解胆固醇和固性脂肪，解除便秘，减少脂肪，稳定血压，利尿。有个别敏感性体质刚开始会出现轻度腹泻，属于正常现象。

用法用量：杜仲茶5～15g，开水冲泡，以500mL水为宜，加盖闷泡5分钟。保健量为15～25g/d。

⑧蜂蜜芦荟茶（糖尿病患者慎服）：《中华人民共和国药典》（2000年版一部）记载："芦荟味苦，性寒。归肝、胃、大肠经。"可清肝泄热、润肠通便。用于便秘、小儿疳积、惊风。可抑制细菌、美容养颜、预防血管疾病。同时蜂蜜和芦荟都有很好的润滑肠道、促进肠蠕动功能，可治疗热结便秘、燥结便秘。脾胃虚寒、腹泻便溏者忌服。

用法用量：芦荟肉20g，蜂蜜10g，绿茶茶叶5～10g，芦荟洗净磨制成汁，热水冲服。

⑨橄榄茶：《中华本草》记载："橄榄味甘，酸，性平。可清肺利咽、生津止渴、解毒。"适用于阴虚燥热便秘，还可有效治疗慢性咽炎。

用法用量：鲜橄榄2～3枚（可切开方便浸泡），绿茶3g。先煮橄榄5分钟，之后将茶叶浸泡于橄榄水中，趁热饮用。需注意本茶不能连续长期服用，胃酸过多者不宜多饮。

（四）水果（糖尿病患者应根据自身情况食用）

1. 推荐食用的水果

（1）苹果：俗话说"一天一苹果，医生远离我"。苹果中富含碳水化合物、纤维素、各种维生素及微量元素，营养极其丰富。口味清爽香甜，可生津止咳，养心安神。苹果中果胶多于其他水果，有助于平衡肠道菌群，促进肠道蠕动，促进排便，以防止便秘的发生。《滇南本草》曰："其味甘，香，食之生津，久服轻身延年，黑发。通五脏六腑，走十二经络。调营卫而通神明，解瘟疫而止寒热。"主治脾虚火盛、补中益气。同酒食治筋骨疼痛，适用于热秘、阴虚秘。建议日食用量苹果1～2个，最好洗净带皮食用，每日早、晚空腹服用，长期服用对便秘患者有益。

（2）香蕉：在欧洲称为"能让人开心的水果"。营养丰富，口感软滑。香蕉富含维生素及微量元素，尤其富含镁元素，对于预防、缓解便秘有良好效果。《医林纂要》记载："甘，寒，微涩。"可清热解毒、滑肠通便、补中和胃，适用于虚弱患者的便秘、热秘。建议日食用量为中等大小1～2根，每周3次。香蕉适合饭后1～2小时食用。因香蕉热量较高，应注意食用不要过量。

小贴士：冰糖香蕉（糖尿病慎服）：香蕉2根，冰糖适量。将香蕉去皮，加冰糖，隔水蒸。每日服2次，连服数日（广东民间验方）。

（3）梨：口味清香润甜，营养丰富。含有大量碳水化合物、纤维素、维生素及钾、钙等微量元素。可有助于预防和改善心脑血管疾病，有效预防便秘，适宜高血压、心脏病伴便秘者。《开宝本草》记载："主客热，中风不语，又疗伤寒热发，惊邪，嗽，消渴，利大小便。"味甘、性微寒，可生津润肺、润肠通便、利尿降压。可适量食用，用于热性便秘、阴虚便秘。建议日食用量1～2个，每周2～3次，味甘不可多食。

小贴士：北杏炖雪梨（糖尿病忌服）：北杏10g，雪梨1个，白砂糖30～50g。同放碗中，加适量清水，隔水蒸熟（1小时）即成。喝汤吃梨，常食有效（民间验方）。

（4）柚子：具有独特的清香味道，且可长时间存放，食用非常方便。维生素C含量非常丰富，可抗氧化，防止衰老。同时富含果胶，可预防、辅助治疗便秘。《本草经集注》记载："味酸，性寒。"主饮食积滞、食欲不振、醉酒。柚子既能润肠通便、降血脂，又能预防前列腺癌及心血管疾病，可用于热秘。建议日可食用量不超过1/4个柚子，每周2～3次。

（5）桃子：酸甜可口，有"天下第一果"的美称。同时象征着祥瑞的民俗含义。富含膳食纤维及各种维生素，同时桃子富含胶质物，这类物质在大肠中能吸收大量的水分，达到预防便秘的效果。桃子味甘，酸，性温。《滇南本草》记载："通月经，润大肠，消心下积。"可生津止渴、活血消积，适用于燥结便秘、血瘀便秘。

因其性温，故不宜过量食用。《随息居饮食谱》记载："多食生热，发痈疮、疟、痢、虫疳诸患。"建议日食用量1～2个，每周2～3次。

（6）鲜桑葚：药食同源的典型食材。酸甜可口，营养丰富，老少皆宜。《唐本草》记载："味甘，寒，无毒。"治肝肾阴亏、消渴、便秘、目暗、耳鸣、瘰疬，适用于津亏便秘、血虚便秘。建议日食用量不超过30g，桑葚干减半，每周2～3次。过服可导致腹泻发生。

（7）其他：猕猴桃、杨梅、柑橘、西瓜、杏、罗汉果等，均含多种维生素，且富含大量的纤维素，有防治便秘的作用。

2. 不适宜吃的几类水果

（1）煮熟的苹果不要吃：苹果中含有丰富的鞣酸、果胶、膳食纤维等特殊物质，鞣酸是肠道收敛剂，使大便内水分减少，具有止泻作用。煮熟后这些营养物质会充分渗出并被人体吸收，不适宜便秘患者食用。

（2）未熟透的香蕉不要吃：没熟透的香蕉鞣酸含量十分丰富，鞣酸难溶于水，有收敛的作用，会抑制肠道的蠕动和肠液的分泌，吃太多反而容易引起或加重便秘。

（3）柿子：《千金食治》记载："味甘，寒，涩，无毒。"柿子中含有鞣酸，因此多食会导致便秘、消化不良。

(4) 石榴:《本草纲目》记载:“甘酸涩,温,无毒。可生津止渴,杀虫,清热解毒,涩肠止痢。”其籽同样难以消化,服用可能会加重便秘的症状。

3. 吃水果的时间

糖尿病患者进食水果的时间最好在两餐之间,如上午 9—10 时、下午 3—4 时,或睡前 1 小时。在饭前、饭后 1~2 小时,此时胃的内容物相对较少,胃可以充分地消化水果,营养物质更容易被身体吸收。若饭后马上吃水果,长此以往可能会加重便秘的发生,因水果不能被及时消化易导致腹胀、胃肠蠕动减慢而加重便秘,同时糖尿病患者还会急速升高血糖,不利于血糖的平稳。

4. 吃水果的量

建议一天吃水果的量为 200~350g(《中国居民膳食指南(2016)》),如苹果、梨、香蕉、桃子等每天 1 个即可,不宜过量食用。老年人因体质原因可适当减量食用。运动及其他活动消耗过后可适当加量食用,以补充身体所流失的营养物质。糖尿病患者,如血糖能控制在空腹血糖小于 7.8mmol/L、餐后 2 小时血糖在 10mmol/L 以下的患者,可每日摄入 150~200g 含糖量较低且升糖速度较慢的水果,如桃子、梨、苹果、柚子、橙子、草莓等。若餐前或饭后立即吃水果,可导致一次性摄入过多的碳水化合物,致使餐后血糖过高,加重胰腺的负担。每日水果和蔬菜的总种类要多于 5 种,以保持营养均衡。

(五)零食

在现代生活中,零食凭借其美味与营养已经被越来越多的人所接受,无论是孩童还是成年人都有自己喜爱的几款零食,人们对零食的需求量也在逐年攀升。但是需注意,零食并不可以取代正餐饮食,而应该作为除正餐摄入营养外的营养来源,起到辅助增加营养的作用。适量食用零食是有利于健康的,关键是要科学饮食。

1. 坚果

坚果类食物非常多,如核桃、杏仁和花生等。人们喜欢吃坚果,但又担心坚果有较高的油脂含量。其实这些坚果类食物富含的膳食纤维很多,适量食用具有通便作用,且油脂其实是保持肠道润滑、促使排便畅通的必要营养物质,可以帮助排便,对改善便秘有一定的好处。不过坚果类食物含有的热量较高,每天吃上一小把即可。建议食用量为每日 25~30g。

(1) 核桃仁:核桃仁味甘,性温,无毒。能补养气血,温肺平喘,润肠通便。但其性热,能入肾、肺二经,唯虚寒者宜之;而痰火积热者,不宜多食,适合虚寒性便秘。可煮粥、熬糊、炒菜或蜜制后服用。

(2) 松子仁:松子仁味甘,性小温,无毒。补肾益气,养血润肠,润肺止咳。用于治疗肺燥咳嗽、慢性便秘,可润肠通便,缓泻不伤正。老人小孩均适用,适合于虚性便秘者。可煮粥、熬糊、炒菜、制作糕点、炒制后咀嚼服用。

(3) 花生仁：花生仁味甘而辛，性平，无毒，入脾、肺经。能和胃、润肺、化痰、补气、滑肠。体燥坚实者可用，适用于津亏便秘。可煮粥、熬糊、炒菜、制作糕点、生服或炒制后咀嚼服用。

(4) 杏仁：杏仁性温，味甘，有毒，入肺、大肠经。可祛痰止咳、平喘、润肠。治外感咳嗽、喘满、喉痹、肠燥便秘。适用于阳虚便秘、阴虚咳嗽，大便溏泄者忌服。可煮粥、熬糊、炒菜、制作糕点、生服或炒制后咀嚼服用。

(5) 香榧（孕妇及儿童慎服）：香榧性温，味甘，入肺、胃、大肠经。可润肺化痰、滑肠消痔、健脾补气。香榧中含丰富的蛋白质、碳水化合物、粗纤维。脂肪油能帮助脂溶性维生素的吸收，改善胃肠道功能，起到增进食欲、健脾益气、消积化谷的作用。对于促进肠胃蠕动、改善排便有一定功效，适用于冷秘、阳虚秘。可煮粥、熬糊、炒菜、制作糕点、生服或炒制后咀嚼服用。

2. 水果干（糖尿病患者应谨慎或禁止食用）

人们通常把水果干当成零食来食用，水果经过加工后不仅便于存放和携带，而且还能保留部分的营养价值。果干中含钙、钾等微量元素，且一般含有膳食纤维，对于缓解便秘有一定作用，如青梅干、无花果干、杏干和葡萄干等。尤其是青梅干，含一种山梨糖醇的成分，对缓解便秘的效果更好，对改善便秘很有帮助。

小贴士：水果干不能取代新鲜水果：加工过程中部分的营养物质会受到损耗，同时市面上销售的某些果干可能含有食品添加剂等不利于健康的成分，在挑选过程中应慎重。另外，因水果干类加工过程中会进行脱水处理，导致其糖分被浓缩，相比食用新鲜水果会摄入更多的糖分，所以糖尿病患者应特别慎重食用。

(1) 青梅干：味酸，性平，无毒，入胃、肝、胆经。《本草纲目》曰："生津止渴，利胆开胃。"其富含各种氨基酸及微量元素，同时富含山梨糖醇，有助于增加大便湿度，具有通便功效。青梅中还含有儿茶酸，具有增加胃肠蠕动、改善胃肠道内环境的功能，适用于津亏便秘。本品不适宜过量食用。《本草求真》言："然多食亦能凝血滞气，当细审食可耳。"建议日食用量不超过 4 枚。

(2) 无花果干：味甘，性凉，入肺、胃、大肠经。能清热生津、健脾开胃、解毒消肿。主治咽喉肿痛、肺热燥咳、肠热便秘、食欲不振。《随息居饮食谱》曰："清热，润肠。"无花果中含有多种酶，如脂肪酶等，可有效分解脂肪，有益于胃肠道消化，可促进食欲。同时富含纤维素，可助润肠通便，用于热秘。建议日食用量不超过 3 枚。

(3) 葡萄干：味酸甘，性平，入肺、脾二经。可补气血、疏经络、润肺止咳、利尿。有研究表明葡萄干中的提取物具有一定的抗菌性。葡萄干对金黄色葡萄球菌、大肠埃希菌、铜绿假单胞菌等有害菌均有一定的抑制作用。可维持胃肠道菌群的均衡。同时由于葡萄干富含膳食纤维，故利于促进排便，适用于阴虚便秘者。建议日食用量不超过30g。

3. 酸奶

酸奶是老少皆宜的健康食品，酸奶含有大量活性乳酸菌，能够有效调节体内菌群平衡，促进胃肠蠕动，从而缓解便秘。便秘是很多人的烦恼，所以如果经常出现便秘症状，酸奶会助你一臂之力。尤其是老年人，随着年龄的增长，肠道内的菌群环境会发生改变，益生菌的数量会相对减少，服用酸奶可改善肠道内环境，利于排便。建议日食用量 250 ~ 300mL，儿童要根据自身具体情况减量。

4. 乳酸菌饮品

乳酸菌饮料有促进消化、增加胃肠蠕动的作用，而且相对温和、刺激小，能在一定程度上调节肠道内正常的菌群平衡，并抑制不良细菌的滋生。但是糖尿病患者和减肥人士应慎重选择饮用，因为此类饮品中大多含有较多的糖类和热量，饮用前应注意。同时也应注意市面上产品中添加剂等物质的含量，选择相对健康的产品饮用。建议日饮用量 200 ~ 250mL，每周 2 ~ 3 次。其他注意事项同酸奶。

5. 乳酪

乳酪主要成分是蛋白质、维生素及钙、磷等微量元素。浓度比酸奶更高，近似固体食物，营养价值也更加丰富。长期食用可增强人体的抵抗力，还能润滑肠道，利于排便。就钙的含量而言，250mL 牛奶 =200mL 酸奶 =40g 乳酪（网络来源）。建议日食用量 40 ~ 60g，每周 1 ~ 2 次。

二、便秘人群的饮食调护

在日常生活中，很多便秘症状都与饮食紧密相关，因此在调理便秘的过程中，我们不光要有一个良好的生活作息习惯，还要重视饮食、脾胃的调理。接下来为大家介绍一些可以改善便秘的日常餐食。

（一）一般便秘人群的饮食调护

对于一些没有基础疾病和非特殊生理时期的人群，出现便秘症状，一定要仔细阅读书中开篇提到的便秘原因、分型以及影响便秘的基本因素，并结合自身的生活饮食习惯，找出影响排便的不良因素，对症下药，这样“定点爆破”的解决方式，使用起来才会事半功倍。找到了自身便秘的源头，不管是否采取药物和手术干预，规律正确的饮食都是调理便秘必不可少的重要环节，对于各种便秘都具有良好的调理作用，尤其针对自身饮食不规律、平素好食油腻之物的便秘人群再适合不过。

1. 粥类

（1）柏子仁粥：柏子仁15g，粳米100g。将柏子仁捣烂，粳米淘洗干净，一同放入砂锅中，加适量水煮成稀粥，粥将成时放入适量蜂蜜。分两次服用，以3～5天为1个疗程。

功效：柏子仁味甘质润，内含丰富油脂，善于润肠通便。《神农本草经》曰："久服令人润泽，耳目聪明。"而柏子仁煮粥也是十分常用的吃法，加之本品兼能养心安神，便秘伴有夜间睡眠较差症状的人群更可以放心服用。

（2）紫苏麻仁粥：紫苏子15g，火麻仁15g，粳米100g。将前两味捣烂，粳米淘洗干净，一同放入砂锅内，加适量水煮成稀粥。分两次服用，以3～5天为1个疗程。

功效：紫苏子气味辛温，有理气、宽中、除胀之功。火麻仁可润肠通便、刺激胃肠蠕动。《本草纲目》曰："火麻仁补中益气，久服康健不老。"同时还具有降低血压、血脂的作用，因此便秘兼有高血压、高血脂的人群也可放心食用。尤适用于肠燥便秘、习惯性便秘患者。

（3）郁李仁粥：将粳米100g淘洗干净，郁李仁12g去皮捣碎，同入砂锅内，加适量水煮成稀粥。分两次服用，2～3天为1个疗程。

功效：郁李仁质润多脂，它润肠通便的作用类似火麻仁，但作用更强，且润中兼可行大肠之气滞。但需注意孕妇慎用。

2. 炒拌菜类

（1）土豆丝炒韭菜：韭菜200g，土豆200g，花生油45g，精盐2g，酱油15g，味精2g，花椒15粒，香油5g。

将韭菜择干净，洗净后切段。土豆去皮，洗净切丝。锅中放花生油加热，放花椒，炸出香味后捞出，再放入土豆丝煸炒，加入精盐、酱油，炒匀后放入韭菜，用大火快速翻炒，加入味精，淋入香油即可。

（2）芹菜叶炒豆腐：芹菜叶适量，豆腐1块，花生油和调料各适量。

将芹菜叶洗净，放入沸水中焯半分钟，捞出后切碎。豆腐切块，沸水焯后，捞出备用。锅热放入花生油，油烧至六七成热时，放入豆腐不断翻炒。将豆腐炒至金黄时，再放入芹菜叶同炒，放酱油、盐、味精、香油等调料，翻炒出锅。

（3）金边白菜丝：白菜300g，猪瘦肉50g，黄芽韭菜100g，花生油和调料各适量。

白菜叶洗净切丝，黄芽韭菜洗净切段，猪瘦肉切丝。锅内放入花生油，烧热，放入猪肉丝翻炒片刻。再放入白菜丝、韭菜，加入精盐、味精等调料，继续炒至熟即可食用。

（4）猪肝拌菠菜：熟猪肝100g，菠菜200g，海米5g，香菜2g，蒜泥和调料各适量。

将猪肝切成薄片，海米预先泡软。菠菜择洗干净切段，放入沸水中焯后捞出，香菜切段。将烫好的菠菜放入盘中，放猪肝、香菜、海米，再加入蒜泥和味精、酱油、香油、食醋等调料，搅拌均匀即可。

（5）拌白菜心：白菜心 15g，白糖 30～50g，醋 20～30g，味精适量，香油少许。将白菜心洗净切丝，放入白糖、醋、味精、香油，调匀拌匀即可。

3. 汤饮类

（1）百合鸡蛋汤：百合 20g，冬瓜 100g，油、盐各适量，鸡蛋清 1 个。先将百合、冬瓜洗净，入热油锅中，稍炒后加水、盐及鸡蛋清一起煮熟，待用。

用法：每日 1 剂，吃瓜喝汤，或任意服用。

（2）决明子蜂蜜饮：决明子（炒）12g，蜂蜜 25g。先将决明子翻炒至微黄，再将其捣碎，加入清水 400mL，煎煮 10 分钟左右，冲入蜂蜜搅匀服用。

用法：每晚 1 次或早、晚分服，也可代茶饮。

（3）香醋鸡蛋液：香醋 150～180mL，蜂蜜适量，鸡蛋 1 个。先将鸡蛋洗净，放入玻璃瓶中，倒入香醋，密封 48 小时。待鸡蛋壳软化后，仅剩下薄皮包着胀大的鸡蛋时启封，将鸡蛋清、鸡蛋黄与香醋搅匀，再放置 24 小时即可。

用法：每日 1 次，每次 30g，加入温开水 2～3 倍及蜂蜜调匀，于清晨空腹时服用。连蛋皮可一次性食完。

（4）槐花蜂蜜茶：精制绿茶 5g，槐花 30g，枣花蜜 30g。先将精制绿茶、槐花放入杯中，用开水冲开。然后加入枣花蜜，盖好盖子，待用。

用法：每日 1 剂，或代茶饮。

（5）黄豆皮饮：黄豆皮 120g。先将黄豆皮放入锅中，加水煎汁，待用。

用法：每日 1 剂，两次服下，或代茶饮。

4. 酒类

（1）三黄酒：黄芩、黄檗、大黄各 30g（或大黄 20g），川厚朴 15g，甘草 10g，低度白酒 500mL，白糖 150g。将前 5 味药切成薄片，放入容器内，加入白酒密封，浸泡 7 天，过滤去渣，加入白糖，融化即成。

用法：每次空腹服 20～30mL，每日 2 次。尤适于大肠燥热而致热结便秘者。

（2）沉香酒：沉香（研末）6g，蜂蜜 120mL，猪油 120g，低度白酒 300mL。将沉香、蜂蜜、猪油、低度白酒一并置入容器中，浸泡 48 小时后即可服用。

用法：每次 15～30mL，每日 2 次。

（3）大黄附子酒：大黄、附子各 30g，白酒 300mL。将前二味药切成薄片，放入容器中，加入白酒密封，浸泡 5 天后过滤去渣即成。

用法：每次空腹服 20～30mL，每日 2 次。

（4）温脾酒：干姜、甘草、大黄各 30g，人参、制附子各 20g，黄酒 500mL。将前 5 味药切成薄片或捣碎，放入容器中，加入黄酒，密封。浸泡 5 天后过滤去渣即成；或将容器隔水煮沸，浸泡1~2天即可。

用法：每次温服10~20mL，每日1次。适用于脾胃虚寒所致的脘腹冷痛、大便秘结。

（5）秘传三意酒：枸杞子、生地黄各500g，火麻仁300g，白酒3500mL。将前3味药捣碎，装入布袋，置于容器中，加入白酒密封，浸泡7天后过滤去渣即可。

用法：每日适量，病愈即止。

（二）孕产妇便秘的饮食调护

1. 孕期便秘

便秘是孕期妇女最常见的症状，也是最容易被忽视的问题，若不及时加以干预，不光影响孕妇的健康和孕育过程，甚至可能影响生产，危及母婴安全，所以说“孕期便秘非小事”。下面先来看一看孕期便秘是怎么一回事吧。

怀孕之后，体内会分泌大量的孕激素来孕育胎儿，但同时孕激素也会导致胃肠道蠕动功能减慢。随着体内胎儿体积的不断增大，扩大的子宫会向后方的胃肠道施压，导致排便受阻。除了以上孕育胎儿带来的体内变化外，怀孕之后大多数孕妇会担心影响胎儿平稳而减少活动，再加之高蛋白、高营养物质的摄入，给本身就减慢的胃肠蠕动增加了更多的负担。

孕期便秘的患者在孕期切不可自行随意使用泻药，否则容易引起流产、早产等。对于症状较轻的患者，可以先尝试从调理饮食入手来改善便秘症状。若是便秘症状严重，应及时到正规医院就诊，切勿擅自用药。接下来推荐一些安全的食疗：

（1）每日喝杯酸牛奶或红茶菌，可增强消化功能，并有肠道防腐通便作用。

（2）食疗验方

①黄豆皮：将黄豆碾碎，取皮120g，洗净水煎。每日1剂，分3~4次服用。

②芝麻糊：每日早、中、晚3次服用，每次1包。尤其适用于肠燥便秘。

③蜂蜜芝麻糊：蜂蜜180g，黑芝麻30g。研烂，调和，蒸熟。每日2次，可当点心吃。

④胡桃粥：胡桃仁25g、大米100g，加水煮粥，每日服2次。尤其适用于体虚肠燥。

⑤菠菜粥：菠菜50g，大米150g。大米加水煮粥，将熟时加入菠菜，适当再加点水，煮熟即可食用。每日1~2次。

⑥无花果粥：无花果30g，粳米100g，蜂蜜、白砂糖各适量。先将粳米加水煮沸，然后放入无花果煮成粥，食用时加蜂蜜和白砂糖。

⑦酥蜜粥：酥油30g，蜂蜜15g，粳米60g。先将粳米入锅，煮沸后再加入酥油、蜂蜜，煮熟待食。每日1次，佐餐服用。

⑧炒白萝卜丝：白萝卜500g，蜂蜜200g，冰糖100g，荤油、葱、姜、海米、酱油、盐各适量。将白萝卜洗净、切丝，在开水锅内焯一下。锅内放入荤油，待油热时，下葱、姜、海米炸一下，再放入萝卜丝，加适量酱油、盐，煸炒。

⑨炒芹菜：芹菜300g，豆腐干150g，盐、酱油、葱、姜、鲜汤和清油各适量，香油少许。将芹菜去根择洗干净、切段。豆腐干切片，葱、姜切末。把芹菜、豆腐干放入开水锅内焯熟捞出，控水。热锅，放入清油，待油热时下入葱、姜末炸出味，放入适量酱油，倒入豆腐干、芹菜煸炒几下，放入适量鲜汤，稍煨一会儿，用淀粉勾芡，加盐，淋入香油即可。

⑩醋熘白菜：白菜250g，醋20g，白糖、盐、酱油、姜、清油各适量。白菜洗净、切片；用清油炒至八成熟，姜爆锅，加入白菜，再放入酱油、白糖、醋，最后用淀粉勾芡，炒拌均匀后出锅食用。

（3）孕期便秘的宜与忌：①宜多饮温开水；忌寒凉饮品；②宜进食水果、蔬菜高纤维；忌辛辣刺激性食物；③宜定时专心排便，适当运动；忌久坐，排便用力。

2. 产后便秘

产后便秘是最常见的产后病之一，指产后饮食如常，但大便数日不行或排便时干燥疼痛，难以解出。主要是由于产后胃肠功能减弱、腹部及盆底肌肉松弛、产后气血虚弱、无力排便等。除了要适当进行产后康复锻炼外，合理的膳食在补益气血方面有着莫大的助力。

（1）食疗验方

①经常吃土豆泥或土豆汁，土豆汁每日空腹及午饭前后各服半茶杯。

②奶蜜饮：黑芝麻25g，蜂蜜30g，牛奶30g。将黑芝麻捣烂，加入牛奶、蜂蜜调和。每日早晨空腹时冲服，尤其适合产后血虚、肠燥便秘。

③红薯糊：将鲜红薯500g洗净，去皮切块，放入锅内，加适量水，煎至熟烂，再加少量白糖调味，临睡前服，服用量视个人情况。

④芹菜菠菜粥：芹菜、菠菜各250g，粳米100g。将芹菜、菠菜洗净、切段。粳米洗净，放入锅内，加适量清水，锅置大火上烧沸，再用小火煮30分钟后加芹菜、菠菜，烧沸开盖煮10分钟。

⑤香蜜茶：蜂蜜65g，香油35mL。将二者混匀，加沸水冲调服。早、晚各1次。能润肠增液、滑肠通便，对产后肠道津枯便秘者有一定疗效。

（2）产后便秘的宜与忌：①宜多饮温开水；忌寒凉饮品；②宜进食水果、蔬菜高纤维；忌辛辣刺激性食物；③宜加强产后锻炼，多做提肛运动；忌久躺、久坐，不运动。

（三）儿童便秘的饮食调护

儿童便秘现在也成了困扰妈妈的常见问题，影响小孩便秘的原因大致可分为两种，一是功能性便秘，二是肠道结构畸形所致的便秘。后者需要通过手术进行治疗，而影响前者的因素很多，如孩子先天脾胃功能虚弱、后期活动不足以及暴饮暴食损伤脾胃等。

小孩由于年龄较小，脾胃功能还不甚强健，因此要在日常饮食中做到适量、适度、易消化。除了要合理安排小孩膳食、少食多餐之外，还应该让孩子多多加强体育锻炼，强健身体，从小培养孩子正确的排便意识和排便习惯。下面给大家推荐一些口味偏甜，会让小孩胃口大开的通便饮食。

（1）拔丝地瓜：地瓜 500g，白砂糖 250g，花生油 15g，枸杞子 10g，葡萄干 100g。将地瓜洗净切块，放入油锅炸成金黄色，捞出。锅热入花生油少许，加入白砂糖溶化，熬至金黄色，以用筷子蘸点可拉丝为度，将炸好的地瓜倒入糖锅，同时倒入枸杞子（蒸熟）、葡萄干翻动，立即出锅。

（2）地瓜粥：鲜地瓜 250g，大米 60g，白糖适量。将鲜地瓜洗净，去皮切块。大米淘洗干净。锅内放入适量水，放大米、地瓜同煮成稀粥，待粥成时，再加少量白糖调味。

（3）核桃银耳粥：核桃仁 30g，银耳 10g，猪瘦肉 100g。将银耳水泡发好，择洗干净。核桃仁洗净。猪瘦肉洗净，切片。锅置火上，放清水、银耳、核桃仁、猪瘦肉一起煮汤，可放少许盐调味，饮汤吃渣，可佐餐食用。

（4）米饮蜜蛋花汤：米汤 1 碗，蜂蜜适量，鸡蛋 1 个。将鸡蛋去壳，置于杯中，加入蜂蜜，用筷子打成蛋浆，将米汤烧热，冲入蛋浆中，用杯盖盖严，待 15 分钟后即成。适用于小儿气血双亏、身体羸弱、大便秘结者。

（5）芝麻杏仁糊：黑芝麻、大米各 30g，杏仁 10g，白糖适量。将黑芝麻、大米用水泡软，研磨成糊。杏仁研成细末，放入芝麻米糊内，用沸水冲调成米糊状即可，加白糖后食用。适用于小儿肺燥便结者。

（四）老年人便秘的饮食调护

老年人由于年龄的增长，身体的功能开始下降，便秘就是诸多常见症状之一。老年人的便秘多是由于气血亏虚、肠道失于濡润，以及腹部、肛门肌肉萎缩等原因造成，绝大多数老年人都会或多或少地出现排便困难的情况，要引起重视，因为随着食物糟粕排出，还会排出大量身体代谢的废物和毒素。若便秘时间过长，不光影响老年人的生活质量，日久还会引起一系列疾病，如患结肠癌概率增加、血压升高持续不降、毒素堆积、感染概率增加等，对于脆弱的老年人来说都是极其危险的。下面是一些适合于老年人消化、松软的通便饮食。

（1）红薯叶汤：鲜红薯叶 250g，盐 2g，芝麻油少许。将鲜红薯叶洗净，锅中加两大碗水，煮沸后加红薯叶，煮熟后放盐和芝麻油少许即成。佐餐食用，连菜带汤一齐吃下。适用于吃蔬菜水果少、运动又少的中老年便秘患者。

（2）冬葵猪血羹：冬葵菜 250g，猪血 150g，熟猪油 5g，盐适量。将鲜冬葵菜择洗干净，放入锅内，加米汤适量，煮至将熟，将猪血加盐少许煮凝，切成条块，待冬葵菜将熟时下猪血块，煮熟后放熟猪油熔化即成。趁热食之，每日晨起吃1次。

（3）紫菜汤：紫菜10g，芝麻油5g，酱油2g。将紫菜洗净，用温水泡发，将所泡的紫菜连水入锅中，煮沸后加入酱油、芝麻油即成。每晚饭前半小时趁热吃下，适用于老年习惯性便秘。

（4）糖水萝卜子：取白萝卜子晒干，去杂质，炒香，凉凉后研成细末，将白糖兑入150mL白开水中搅匀即成。每晚睡前用糖水送服15g萝卜子末。

（5）素烧魔芋：水魔芋300g，大豆油适量，酱油10g，姜粒5g，葱花5g。将水魔芋放入开水锅中煮透，切成条块。锅中入大豆油烧热，入葱花、姜粒炒出香味，下魔芋条，加酱油翻炒，加适量水，煮沸即成。佐餐食用，可常吃。

（6）麻仁糕：火麻仁50g，黑芝麻10g，板栗粉20g，玉米粉20g。将火麻仁、黑芝麻分别炒香，凉凉后研成细末。将板栗粉、玉米粉与火麻仁、黑芝麻拌匀，做成糕状，上笼蒸熟即成。代早点食用，可常吃，适用于老年人肾虚便秘者。

（五）糖尿病患者便秘的饮食调护

据调查显示，约有一半的糖尿病患者有便秘的症状，我们简单地分析一下原因：首先，高浓度的血糖会影响自主神经功能，使自主神经所管控的胃肠道蠕动无力，以致大便排出困难。其次，糖尿病患者代谢异常，使得体内平衡失调，而肠道作为一个反映身体健康状况的敏感器官，自然首当其冲地受到了影响。

在治疗糖尿病患者便秘的过程中，涉及血糖控制的问题，所以对于调理便秘一般更建议采用非药物疗法，如食疗、运动等。下面推荐一些适合糖尿病患者的通便饮食。

（1）黄花蛋汤：干黄花菜250g，鸡蛋3个，精盐、味精少许，料酒10g，葱、姜、菜油、汤各适量。将干黄花菜用清水洗净，再用温水泡2小时左右，发开后挤干水，切碎。葱、姜切丝，将鸡蛋打入碗内，加少许精盐、味精、料酒，用筷子搅打均匀。锅烧热，下菜油烧至六成热，把鸡蛋炒熟倒入汤盆中。锅内留油少许，烧热，放入葱、姜丝，煸炒几下，倒入黄花菜，加少许料酒、精盐、味精及汤，烧开，倒入汤盆中即可。

（2）草决明赤芍瘦肉汤：猪瘦肉150g，枸杞子15g，何首乌20g，草决明15g，山楂15g，赤芍10g。猪瘦肉洗净、切块，其余药物洗净。把全部用料放入锅内，加清水适量，大火煮沸后，小火煲2小时，调味即可。

（3）丝瓜瘦肉汤：丝瓜250g，猪瘦肉200g，生姜丝、葱丝、麻油、精盐各适量。丝瓜去皮洗净，切角形。猪瘦肉洗净，切薄片，用调料腌10分钟。将丝瓜、猪瘦肉同放煲中，加清水适量，大火煮沸后，小火煲半小时，调味即成。适用于糖尿病热秘实证。

(4) 菠菜粥：菠菜 120g，粳米 120g，盐、味精各少许。将菠菜洗净，在沸水中烫一下。粳米淘净，加水，熬至半熟时，将菠菜切断放入粥中，熟时加盐、味精即可。

(5) 松子仁粥：松子仁 50g，粳米 150g。先将松子仁捣成泥状备用。将粳米洗净，加水烧开后加入松子仁，改为小火煮成稠粥。早起空腹及晚间睡前温热服食。

(六) 附便秘速效小偏方

(1) 葱盐香油方：大葱白 1 根（去须），盐、香油各少许。

制法：在葱头挖一小坑，将盐研碎成面，填满葱茎，待用。

用法：外抹香油，插入肛门内。

(2) 葱丝加醋方：大葱白 2000g，醋适量。

制法：将葱白切丝，加醋炒热，分 2 份，装入布包待用。

用法：趁热贴敷肚脐上，凉则互换，不可间断，6 小时后其结自开。

(3) 番泻叶茶饮：番泻叶 3～10g。

制法：先将番泻叶洗净，用沸水冲开，待用。

用法：每日 1 剂，代茶饮。

(4) 黄豆皮饮：黄豆皮 120g。

制法：先将黄豆皮放入锅中，加水煎汁，待用。

用法：每日 1 剂，分 2 次服下；或代茶饮。

(5) 皂角塞肛方：皂角 1 条，葱白 8g，红砂糖 6g。

制法：将红砂糖煎熬浓缩，倒出冷却后搓成条状。皂角煨黑存性研末，葱白捣汁。再以糖条浸葱白汁并粘上皂角末。

用法：纳入肛内，大便即可通畅。

第三章　养生锻炼防治便秘

一、生活习惯防治便秘

便秘的原因有很多，不良的生活习惯是原因之一。在日常生活中养成良好的生活习惯，可有效防治便秘。

坐姿不端正，如弯腰驼背等，会压迫内脏，影响血液循环，降低肠胃消化功能，进而导致便秘。保持良好的坐姿有以下要点：首先，保持正确的髋、膝关节位置，膝关节需要保持 90°，髋关节可以打开至 120° 左右。双脚平放于地面，如果双脚不能贴至地面的话，可以试着在脚下垫一个小板凳。其次，在坐立时背部挺直，保持腰椎曲度，平稳而有深度的呼吸方法（腹式呼吸）有助于最大限度地发挥正确肌肉群的作用。再次，保持肩关节与髋关节垂直对齐排列，头部向后，耳朵与肩关节垂直。良好的坐姿（图1）是一种习惯，需要投入时间进行培养，所以一定要长期坚持。

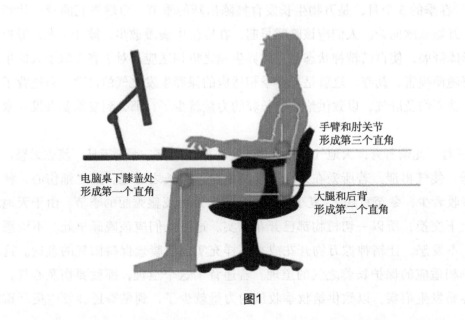

图1

生活中由于工作和学习等原因，我们坐在电脑前工作或者学习的时间越来越多了，长期下去身体出现不同程度的亚健康是很常见的。因工作需要久坐或久立的人，工作中每隔 2 小时应进行一次约 10 分钟的活动，比如简单的运动体操，主要选择适合自己的运动方式，长期坚持可有效预防便秘。

去购物时可用步行代替开车，上楼时不乘电梯或手扶电梯，乘公共汽车时不要慌慌张张地占座位，站立就可以。下楼时踮起脚尖走路，在家赤脚时也同样以脚尖走路，这个动作可锻炼足肌及腹肌，预防便秘。如果膝盖受伤或者曾经受伤，不建议爬楼梯锻炼。

长期睡眠不足会影响大脑，造成神经衰弱，从而影响肠胃，导致结肠蠕动缓慢，产生便秘，所以要生活规律、不熬夜才可预防便秘。成年人应该保证每晚 7 ~ 8 小时的睡眠时间，老年人一般 6 ~ 7 小时睡眠时间，入睡时间最晚不超过 23 时。充足的睡眠能保证身体功能的正常运行，能有效预防便秘。

二、养生锻炼顺应四时

1. 四时起居

一年四时变化，我们的起居也应顺应四时，正如《黄帝内经》中所说："春三月，此谓发陈，天地俱生，万物以荣，夜卧早起，广步于庭，被发缓形，以使志生，生而勿杀，予而勿夺，赏而勿罚，此春气之应，养生之道也。逆之则伤肝，夏为寒变，奉长者少。"春季的 3 个月，是万物生长发育推陈出新的季节，自然界充满着一片新生的景象，万物欣欣向荣。人们应该晚睡早起，在庭院中缓缓散步，披开头发，舒松衣带，让形体舒展，使自己精神状态与自然界生发之机相适应。对于春天赋予人的生发之气不要随便损害、劫夺。这就是与春季相适应的保养生发之气的道理。若违背了这个道理，就要伤及肝气，以致供给夏季长养的力量就少了，那么到夏季就会发生寒性病变。

"夏三月，此谓蕃秀，天地气交，万物华实，夜卧早起，无厌于日，使志无怒，使华英成秀，使气得泄。若所爱在外，此夏气之应，养长之道也。逆之则伤心，秋为痎疟，奉收者少，冬至重病。"夏季的 3 个月，是万物茂盛秀丽的季节。由于天地之气不断上下交换，所以一切植物都已开花结实。这时人们应该晚睡早起，不厌恶炎夏之日，不发怒，让精神像万物开花成秀那样充实，使腠理保持阳气的宣通。这就是与夏季相适应的保护长养之气的道理。若违背了这个道理，那就要伤及心气，到秋季就容易发生疟疾，以致供给秋季收敛的力量就少了，到冬季还会发生更严重的疾病。

"秋三月，此谓容平，天气以急，地气以明，早卧早起，与鸡俱兴，使志安宁，以缓秋刑，收敛神气，使秋气平，无外其志，使肺气清，此秋气之应，养收之道也。逆之则伤肺，冬为飧泄，奉藏者少。"秋季的 3 个月，是万物成熟收获的季节。此时天高气爽，秋风劲急，地气清肃。这时人们应早睡早起，一般起居时间与鸡的活动时间相仿，使精神安定宁静，来缓和秋季肃杀之气对人体的影响，使神气收敛，以适应秋季容平的特征，不使外来因素扰乱意志，保持肺气的清肃功能。这就是与秋季相适应的保养收敛之气的道理。若违背了这个道理，就会伤及肺气，到冬季会发生腹泻、完谷不化一类的疾病，以致适应冬季“闭藏”的力量就少了。

“冬三月，此谓闭藏，水冰地坼，无扰乎阳，早卧晚起，必待日光，使志若伏若匿，若有私意，若已有得，去寒就温，无泄皮肤，使气亟夺，此冬气之应，养藏之道也。逆之则伤肾，春为痿厥，奉生者少。”冬季的3个月，是万物闭藏的季节，呈现水冰地裂的寒冷景象。这时人们要适应冬季的特点，应早睡晚起，待到日光照耀时起床才好，不要轻易地扰动阳气，使精神内守伏藏而不外露，好像有个人的隐秘，严守而不外泄，又像得到了渴望所得到的东西，把它秘藏起来一样。要躲避寒冷，求取温暖，不要使皮肤开泄而令阳气不断损失。这就是与冬季相适应的保养藏气的道理。若违背了这个道理，就会损伤肾气，到来年春季就要得痿厥一类的疾病，以致供给春天生发之气的力量就少了。

所以我们的起居应顺应四时，春季及夏季晚睡早起，秋季早睡早起，冬季早睡晚起。

2. 运动顺应四时

（1）春季运动：春季应加强户外锻炼，经常到空气清新的户外，选择适当的运动和休闲项目，如散步、打拳、打球、做体操、放风筝等。室外空气中存在着负氧离子，有消除疲劳、调节神经、降压、镇静等功效，能改善呼吸、血液循环和新陈代谢状况。节假日到郊外踏青，亲近自然，积极适应季节和大自然的变化。这样让机体吐故纳新，让筋骨得到舒展，让内心增添快乐，促使自己拥有朝气蓬勃的精神状态，从而进一步促进身心健康。

（2）夏季运动：夏季运动一定要因人而异，选择适合个人的运动方法，要把握好度，进行适量运动。天气炎热，很多人把运动从室外移到了室内。封闭的健身房空间有限，时间一长，空气就难免变坏，让人感到透不过气来。夏季锻炼不应只在有空调的密闭健身房内，要多在自然环境里锻炼，进行户外有氧运动，如每天20分钟散步、做操、骑自行车等。游泳是夏季最好的运动项目，有条件时应首选游泳。夏季高温使人体能量消耗较多，因此运动量不能太大。锻炼的时间可以安排在早晨7时前或下午6时后。运动过程中要注意补充水分，当感到体温上升、头昏、头痛、口干舌燥等身体不适时，要随即停止运动。

中老年人不宜在户外高温下锻炼，中老年人脏器功能衰退，其抗热能力远远差于年轻人，在高温天气下发生中暑的概率明显高于年轻人。中老年人的血液浓度本来就比较高，在高温天气锻炼，血液浓度会进一步增高，血液黏稠度也随之升高，较容易诱发意外疾病。因此，当气温达到30～33℃时，中老年人要减少运动量，最好选择早晨或晚上较凉爽时锻炼，时间以半个小时左右为宜。而当最高气温在35℃以上时，中老年人最好停止较强的运动项目，多做强度较低的“轻运动”或无汗运动，并保持充足的饮水。

(3) 秋季运动：秋季提倡多在户外运动，抓住秋高气爽的大好时机，尽量多参加户外运动锻炼，如秋游、登山、赏花观景、钓鱼、打拳等。这些活动都是调养心智、消除不良情绪的好项目。户外活动能增强人体的呼吸和血液循环功能，使肺活量及心脏收缩力提高，新陈代谢得到促进。秋季户外运动首选爬山，在登高过程中，可以提高肌肉的耐受力和神经系统的灵敏度。登山时，人的呼吸、心跳和血液循环加快，肺活量与肺通气量明显增加，内脏器官和身体各部位的功能会得到很好的锻炼，从而增强体质。在空气清新、负氧离子含量高的山林中攀爬，随着心跳和呼吸加快，无疑对人的吐故纳新和功能代谢起到十分有益的影响，增强身体免疫力。

(4) 冬季运动：冬季运动时要做好保暖热身防护安全，健身运动时穿的衣服要宽松、柔软。运动前要做好充分热身准备，以免肌肉拉伤、关节扭伤，不要一开始就脱掉衣服，热身后再脱厚衣服。运动完毕后，应当把汗擦干，再穿衣、戴帽、戴口罩，防止热量散失和寒邪侵入人体。若是在室外活动锻炼，更要注意保暖，特别不能让头、背、脚受凉，防止冷空气从皮肤和口鼻侵入肌体，伤风感冒。若遇风沙、雾霾、寒流、大雪等恶劣天气，应尽量回避，要注意选择向阳、避风的健身场所。冬季若在人多的室内锻炼，要注意适时开窗通风，保持空气新鲜。因为，人在运动状态下会呼出比安静状态更多的二氧化碳。再加上汗液和呼吸、消化系统排出的人体有害物质，就会污染室内空气。这种活动锻炼的环境会让人出现头昏、疲劳、恶心、食欲不振等现象，还易发生感染性疾病。所以冬季保持室内空气流通很重要。

三、推荐几种养生锻炼法

1. 腹式呼吸

腹式呼吸以膈肌运动为主，有调节自我身心的作用，具体方法：身体静躺（也可静坐），将一只手放在腹部，想象身体完全处于放松状态，可以先完全放松5分钟。慢慢吸气，感受腹部随着进气量的增加而鼓起（就像一只气球），放在腹部的手被抬高，直到最大进气量，这个吸气过程3~4秒，保持1~2秒；慢慢呼气，感受腹内的气体随着呼吸道缓慢排出体外（像是正在泄气的气球），放在腹部的手随着气体量的减少而下降。想象腹部由于气体的排出而贴在脊柱上，这个呼气的过程3~4秒（图2）；重复上述步骤5次，也可以在腹式呼吸的时候配合盆底肌收缩。

注意事项：腹式呼吸节奏要深长而缓慢，每次呼、吸都尽量达到极限。可以用鼻子吸气，用嘴呼气，感受气体在体内流动，整个过程想象身体的每个部位都是放松的，可以配合盆底肌收缩。体质强的人，屏息时间可以延长，呼吸深而缓；体质差的人，可以不屏气，但气要吸足。腹式呼吸不强求训练时间，但要持之以恒，每次5~15分钟均可。如果吸气时胸部和腹部收紧，呼气时反而鼓起，说明呼吸方式错误。

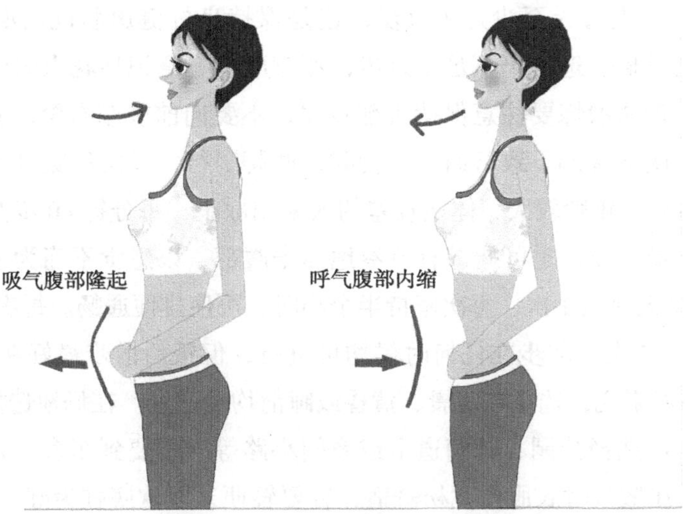

图2

2. 提肛运动

提肛运动需要提肛肌、肛门括约肌、盆底肌群共同协作才能完成，提肛运动可有意识地控制这些随意肌的收缩和舒张，从而改善肛门括约肌的弹性，加强对肛门肌肉的调节，有利于排便。此外，提肛运动还可改善肛门周围的血液循环，减少静脉血液的瘀滞，还能提高直肠平滑肌的收缩功能。常用的有以下几种：

(1) 随意收缩肛门和会阴 5 秒，再舒张 5 秒，连续进行 5 分钟，每天 2 ~ 3 次。缩肛时吸气并稍屏气闭嘴，意守丹田；放松舒张时，慢慢呼气。

(2) 仰卧，屈膝，抬头，右手伸到左膝，然后松弛复原；再屈膝，抬头，左手伸到右膝，然后松弛复原。如此反复 10 ~ 15 次，每天可练 2 ~ 3 次。

(3) 仰卧，向内收缩腹部，并将肛门紧缩，持续 5 秒，然后放松。再重复做，连续练习 5 分钟，每天 2 ~ 3 次。

(4) 坐位，深吸气时紧缩肛门，呼气时松弛。如此随深呼吸连续做 10 ~ 30 次；或站立收腹缩肛，然后放松，再收腹缩肛，反复练习 10 ~ 30 次，每天可练习 2 ~ 3 遍。步行时也可有意做缩肛运动。

3. 散步

散步是一项简单且行之有效的锻炼方式，也是一种不受环境、条件限制，人人可行的运动方式。唐代名医孙思邈精辟地指出："食毕当行步。令人能饮食，灭百病。"每天坚持在户外进行轻松而有节奏的散步，可促进四肢及脏器的血液循环，增加肺活量和心排出量，改善微循环，加强胃肠道的蠕动和消化腺的分泌，调节神经系统功能，增加排便的动力，使排便通畅。同时，散步还可以调畅情志，解除神经、精神疲劳，使心情愉悦。

我们提倡一个人每天至少走1万步，这是保持良好健康状况所必需的最少运动量。如果包括上下班、逛街仍不足1万步，那就应该有意识地花点时间走路，这也是一种锻炼方式。走路锻炼要注意保持头部直立，不要向前或左右歪，肩部放平，背部放松，收小腹，使下背部不致弯曲。步行时，两脚平行，以两肩宽度为步伐大小。步行时间要因人而异，年龄较大、体质较差的人采用散步，每分钟80步左右；中年人每分钟不少于100步。慢走时可握拳有节奏地捶击腹部，以感觉不痛为适度，每分钟捶击30下左右，每天捶腹1次，每次坚持半个小时，可使排便通畅。每次散步15~40分钟，每日散步1~2次。散步在任何时候均可进行，但饭后散步最好在进餐30分钟以后，对于便秘患者来说，选择在清晨、黄昏或睡前均较适宜。在场地选择上，以空气清新的平地为宜，可选择公园、林荫道上或乡间小路等，不要到车多、人多或阴冷、偏僻之地去散步。在散步时衣服要宽松舒适，鞋要轻便，以软底鞋为好，不宜穿高跟鞋、皮鞋。

4. 慢跑

慢跑又称为健身跑，是近年来流行于世界的锻炼项目，简便易行，无须场地和器材，且老幼皆宜，是人们最为常用的健身方法之一。慢跑是防治便秘的有效运动疗法，对内脏是一项极为有益的锻炼，跑步的节奏性运动，可使胃肠不定向摆动，加上膈肌和腹肌有节奏的收缩等，对胃肠道形成一种良性的振荡运动和按摩，不仅可以锻炼肠道平滑肌，使之张力增强，而且因胃肠的摆动和重力作用，食物残渣加速向低位移动，对肠壁产生良性刺激，使肠蠕动趋于活跃，促进大便和肠道内气体排出体外。同时，跑步时呼吸加快、加深，肺活量加大，心跳加快，不仅能够改善呼吸、循环及神经系统功能，还能够有效地锻炼膈肌、腹肌、盆腔肌群等排便肌群，保持并增强这些排便肌群的张力及收缩力，这对纠正便秘、保持大便通畅也是非常重要的。

慢跑需要有一个逐渐适应的过程。在慢跑时应稍减一些衣服，做3~5分钟的准备活动，如活动脚、踝关节及膝关节，伸展一下肢体或做徒手体操，之后由步行逐渐过渡到慢跑。慢跑时的正确姿势是全身肌肉放松，两手微微握拳，上身略向前倾，上臂及前臂弯曲成90°左右，两臂自然前后摆动，两脚落地要轻，呼吸深长而均匀，与步伐有节奏地配合，一般前脚掌先落地，并用前脚掌向后蹬地，以产生向上、向前的反作用，有节奏地向前奔跑。慢跑一般应先从慢速开始，等身体各组织器官协调后，放开步伐，用均匀的速度进行。慢跑的距离起初可短一些，要循序渐进，根据自己的具体情况灵活掌握慢跑的速度和时间，运动量以心率每分钟不超过120次，全身感觉微热而不感到疲劳为度。一般以每分钟100~120m为宜，控制在10~30分钟。慢跑将结束时，注意逐渐减慢速度，使生理活动慢慢缓和下来，不可突然停止。之后做一些整理活动，及时用干毛巾擦汗，穿好衣服。慢跑中若出现呼吸困难、心悸胸痛、腹痛等不适，应立即减速或停止跑步，必要时到医院检查诊治。

慢跑应选择在空气新鲜、道路平坦的场所，不宜在车辆及行人较多的地方跑步，并穿大小合适、厚度与弹性适当的运动鞋。不要在饭后立即跑步，也不宜在跑步后立即进食。对于便秘患者来说，慢跑宜在早晨或傍晚进行，在坚持慢跑的同时还要养成定时排便的习惯，并注意与其他治疗方法相互配合。

5. 跳绳

跳绳是一项简单易行、不需特殊场所和设备便可自己掌握运动量、男女老幼均适宜的体育锻炼，也是预防和治疗便秘的好方法。第一，跳绳对神经系统功能具有良好的调节作用，被认为是当今世界上最佳的健脑活动之一。特别是手握绳头不断旋转，脚掌、脚趾不断弹跳，对大脑产生良性刺激，增加脑细胞的活力，调节大脑皮质及内脏自主神经系统功能，从而增强内脏反射功能，特别是胃肠道功能。第二，腹部肌肉会配合提腿跳动，腹内脏器跟腿不断地跳动而“振荡运动”，促使腹肌、胃肠平滑肌、盆腔肌肉、提肛肌和肛门括约肌等普遍得到锻炼和运动，并促进胃肠蠕动。另外，跳绳时呼吸加快加深，使胸、背、膈肌都参加了活动。因此，跳绳对腹肌、膈肌、盆腔肌群等是一种全面锻炼，可保证这些参与排便动作的肌群张力，防止排便动力不足，预防便秘。第三，脚底是人体经络汇集之处，跳绳运动时，脚不断弹跳，对脚底不断产生刺激和按摩，通过经络系统疏通气血、温煦脏腑、调节胃肠功能。

最初跳绳时可慢一些，跳一会儿休息一会儿。经过一段时间锻炼，可每分钟跳 120 次，共跳 5 分钟。然后再做放松活动或散步。任何项目的体育锻炼都一样，只要坚持，必见成效。

6. 7 分钟肠体操

英国人汉斯·布鲁克发明的肠体操共有 7 节，每节体操做 1 分钟，全部只要 7 分钟就可以完成。每天坚持做 1 次肠体操，能够充分锻炼腹部肌肉，有效防治便秘。

（1）摇晃吊床运动：①仰卧在地板或垫上，双膝屈曲，脚底紧贴地板，脚跟尽量往臀部的方向靠近。双腿分开约 30cm，两手放在身体的两旁。②将臀部从地板上抬高约 5cm，用头部、肩膀和双腿支撑身体的重量。③把身体当作摇床一样，将臀部左右摇摆。运动中要调均呼吸。左右摇摆各 10 次之后，将臀部再慢慢地放回地板上。重复以上动作 6 次。

提示：本节体操会让肠道有很大的扭曲，对于弛缓性便秘患者来说，会有从外侧往内侧紧绷起来的效果。这一运动同时会摇动肠中内容物，故会刺激肠的内壁，使肠蠕动的力量更大。扭曲的身体也会刺激腹部，有助于提高腹肌力量。

（2）使腹部紧张和缓和的运动：①平躺在地板上，双腿伸直，两手的手掌贴住地板放于背后，紧缩下巴，抬头。②膝盖用力，双腿同时抬高，双腿离地板 30～45cm。用臀部与手支撑全身的平衡，注意不要让膝盖屈曲。③同时将肩膀、双腿放下，用力伸直膝盖。④肩膀、双腿同时放置于地板上，让腹部稍稍休息。重复以上动作5次。

提示：本节体操可收缩、锻炼下腹部肌肉。但若腹肌没有足够的力量，反而会伤害到腹肌。因此，腹肌力量不足或存在伤病者，可跳过本节体操，待腹肌改善后再做。

（3）抽水机运动：①背部贴在地板上，仰卧，让全身肌肉尽量放松。不要移动肩膀与肋骨，只要振动腹部肌肉。②将双手贴在腹部，集中意识，用力于腹部肌肉使之紧张，同时将下腹部的肌肉往上提，重复以上动作12次。在紧缩腹部肌肉的同时吸入少许的空气，放松时吐出。稍稍休息后略加速重复上述动作再做，共12次。

提示：本节体操主要是增强大肠内壁的运动。弛缓性或痉挛性便秘是由于肠道蠕动迟钝造成的，所以只要恢复原有的蠕动就可以了。因运动不足所引起的便秘之人，可先从本节体操试做。

（4）压迫侧面运动：①站立，双手放置于腰上，双腿分开，与肩同宽，脚尖稍微向外张开。②紧缩下腹部，抬起左脚脚跟，左脚脚尖着地，身体往左侧弯曲。这时要强力压迫左侧的腹肌，但胸部的肌肉仍然保持放松状态，伸腿，膝盖伸直不可弯曲。此时，手不一定要放于腰上，垂下也可以。③右侧重复相同的动作。左、右各进行20次，合计为40次。慢慢做，用鼻子轻轻地吸气、呼气，不能急躁。

提示：本节体操可强化两边的腹肌，同时对肠内壁也会起到刺激作用，对促进排便有很大帮助。

（5）腹部的缩进与恢复运动：①双膝并跪，双手放置于地板上，吸气。在膝盖下面放置坐垫或小枕头会比较舒适。②轻轻地吐气并紧缩腹部，同时头下垂，让身体呈弓状。③将头上扬，恢复原来的姿势。初学者大约做6次，以后可做18次。刚开始时动作缓慢，逐渐加快速度。如果面对镜子，一边做一边观看腹部紧缩、放松情形的话，效果会更好。

提示：本节体操对于背部姿势不正确有矫正作用，可减轻胃肠的负担，让肠道活动恢复正常。另外，本节体操对肠内壁有较大的刺激作用，故可促进排便。

（6）腰部回转运动：①站在有靠背的椅子后50～60cm，双手紧抓住椅背，手臂尽量伸直。②尽情地摇晃臀部，将腰往左边转，然后往右边转，持续30～40秒，这时要尽量紧缩小腹，保持头部不动，将手臂尽量伸直，双脚用力贴住地板。刚开始动作可以较慢，以后再加快速度。

提示：本节体操能帮助已经松弛的腹部紧缩，每天持续做这个运动，可锻炼腹肌，而且还能帮助排便。

（7）腹式呼吸运动

提示：本节体操的基本姿势是站立，如果躺在床上做同样有效。

7. 瑜伽

瑜伽可以使心情平静，消除应激反应，锻炼身体各个部位肌肉，对刺激肠道蠕动也很有效。每天坚持做 2 次，每次 10 分钟，可收到显著效果。

（1）全身伸展动作：早晨一起床就伸懒腰，伸展全身，既能够促进血液循环，又能刺激肠道蠕动，效果显著。具体动作如下：①仰面平躺，双腿自然分开，与肩平齐。②吸气，双臂举过头顶，伸展全身。③屏息，保持这个姿势 5 秒，然后呼气，舒缓全身。做此动作时，最好采用腹式呼吸法。

（2）髋关节伸展运动：可刺激肠道蠕动，促进产生便意，并能有效预防痔疮。具体动作如下：①挺胸直腰席地而坐，双脚并拢，向大腿内侧方向拉近。②双手抓住双脚，用力让大腿贴向地面。③放下大腿的时候，吸气，同时收缩肛门，保持 5 秒。④呼气，同时慢慢放松，反复做此动作 10 次。⑤如果大腿和膝盖不能贴向地面，可以请人在旁边帮忙。

（3）开启式：此姿势有助于排出大肠内毒素、兼可利尿。对消化不良、小腹冷寒的人很有帮助，并能加强收缩腹部，促进肠道蠕动，缓解便秘，消除胃肠胀气。具体动作如下：①仰面平躺，双臂放于身体两侧，双腿自然伸直。屈左腿，双手环抱左小腿，右腿尽量伸直至水平。②吸气，肩背抬起，左大腿拉近胸部，使下巴抵至左膝盖，保持几秒，然后放下左腿和上身。③换右腿再做一遍，如此交替，左右腿各做 3 ~ 5 次。

（4）俯卧抬腿式：这个姿势可以促进坐骨神经周围组织的血液循环，对腹胀、消化不良、便秘都很有帮助，特别有助于缓解女性的痛经、消除腹部赘肉。具体动作如下：①俯卧，双臂环抱，轻抬下巴。②深吸气，并抬高一条腿，另一条腿保持水平。③保持此姿势几秒，呼气，放下腿，换另一条腿再做一遍。熟练后，同时抬高双腿，然后放下，效果更佳。

（5）弓式：这个姿势通过拉紧腹部肌肉，给肠道以强烈的刺激，不仅能够缓解便秘，改善胃肠失调、消化不良，而且能消除腹部赘肉。具体动作如下：①俯卧，双腿后屈，抬高双腿，双手抓住脚踝。②呼气，然后深深吸一口气，同时抬高上身。③抬头，尽量后仰，向上看，同时抬起双腿，使膝盖离开地板，尽量只让小腹贴住地板。此时，两膝盖间最大限度地保持与骨盆平齐。④拉紧小腹肌肉，尽量保持此姿势，然后慢慢呼气，舒缓身体。休息片刻，重复做 3 次。

（6）仰卧扭腰式：此姿势能够给肠道以强烈刺激，患有顽固性便秘的人一定要做。此外，此姿势也值得推荐给那些平时容易腹胀、患慢性胃肠病、经常腰痛的人。具体动作如下：①仰面平躺，深吸气，并拢双腿，抬至垂直。②慢慢呼气，将并拢的双腿右倾。③此时，头和眼睛的视线放在相反方向。应该注意的是，并非只是双腿右倾，而是腰部以下都要右倾，保持此姿势 5 秒。④抬高双腿至垂直的时候吸气，向右向左倾斜的时候慢慢呼气。如果将并拢的双腿左倾右倾感觉太吃力的话，可将双腿屈曲，此时，必须感觉两肋和双腿的肌肉都拉紧了才有效。

(7) V字式：此姿势的力量集中在下腹部，能够有效锻炼腹肌，从而加强大肠机能，尤其适合弛缓性便秘的患者。具体动作如下：①屈膝坐下，双手放在身后，与肩同齐，支撑上半身。②将上半身微微后倾，深吸气。③将双腿伸直，抬高45°角，保持10秒。反复做3次。

(8) 犁杖式：此姿势可以舒展脊椎，校正下垂的内脏。对慢性便秘很有效，并且可消除背腹部赘肉。注意此姿势不适合颈部、腰部肌肉无力的人。具体动作如下：①仰面平躺，双手放在臀部两侧。②吸气，将两腿抬至与地面垂直。③呼气，两腿举至头后，脚尖贴地，收紧腹部和大腿前侧肌肉。④吸气，将腿收回至垂直状态；呼气，轻轻放回地面。重复2～3次。

(9) 猫式：此姿势能够让脊柱更有弹性，更加柔韧。同时使背部、腰部、腹部肌肉更加结实，有效消除腰部疼痛，缓解便秘，帮助消化，消除肩膀和腹部肌肉的酸痛。具体动作如下：①跪在地板上，双手撑地，与肩同宽。②吸气，抬头，向后仰，看天花板，同时腰下沉。③呼气，低头，同时腹部向背部拉，弓腰。反复做此动作4～5次。

8. 太极拳

太极拳是一种意识、呼吸、动作密切结合的运动，“以意领气，以气运身”，用意念指挥身体的活动，是中医运动疗法中运用最为广泛的运动项目。太极拳强调放松全身肌肉，心静、身正、用意、收敛、匀速，将气、意、形结合成一体，使人体的精神、气血、脏腑、筋骨均得到濡养和锻炼，具有祛病强身的功能，对多种疾病有一定的辅助治疗作用，是一种动静结合、刚柔相济的方法。由于体质虚弱、消瘦、胃下垂、年老或肥胖等因素引起的便秘者，通过练太极拳可锻炼肌肉或减肥，促进排便。同时，坚持练太极拳，还可以调节神经系统功能，疏通气血，调达肝气。因此，练太极拳对于各种原因引起的功能性便秘，如习惯性便秘、老年性便秘等，均为一种简便易行的运动疗法。并且练太极拳对于那些很少运动、久坐的上班族，也能起到预防便秘的作用。

由于有关太极拳的书籍已经很多，而且太极拳的流传非常广泛，因此具体的练习方法和步骤在这里不做介绍，仅介绍练习太极拳时需注意的10项原则。

(1) 站立中正：站立中正，姿势自然，重心放低，以利于肌肉放松，动作稳重而灵活，呼吸自然，使血液循环通畅。

(2) 神舒心定：要始终保持精神安宁，排除杂念，心情平静，全神贯注，肌肉要放松。

(3) 用意忌力：用意念引导动作，“意到身随”，动作不僵不拘。

(4) 气沉丹田：脊背要伸展，胸略内含而不挺直，且做到含胸拔背，吸气时横膈要下降，使气沉于丹田。

（5）运行和缓：动作和缓，但不消极随便，这样能够使呼吸深长，心跳缓慢而有力。

（6）举动轻灵："迈步如猫行，运动如抽丝"，轻灵的动作要在心神安定、用意不用力时才能够做到。

（7）内外相合：外动于形，内动于气，神为主帅，身为驱使，内外相合，则能够达到意到、形到、气到的效果，意识活动与躯体动作要紧密结合，在"神舒心定"的基础上，尽可能使意识、躯体动作与呼吸相融合。

（8）上下相随：太极拳要求根在于脚，发于腿，主宰于腰，形于手指。只有手、脚、腰协调一致，浑然一体，才能上下相随，流畅自然。要全神贯注，动作协调，以腰为轴心，做到身法不乱，进退适宜，正所谓"一动无有不动，一静无有不静"。

（9）连绵不断：动作要连贯，无停顿割裂，并要自始至终，一气呵成，使机体的各种生理变化得以步步深入。

（10）呼吸自然：太极拳要求意、气、形的统一、协调，呼吸是非常重要的，呼吸深长则动作轻柔。一般来说，在初学时要保持自然呼吸，以后逐步有意识而又不勉强地使呼吸与动作协调配合，达到深、长、匀、静的要求。

9. 五禽戏

五禽戏是一种模仿动物的形态、神态和动作而创立的健身操。如果能够坚持练习，可以起到养精神、益脏腑、调气血、助消化、通经络、利关节等作用，对于多种慢性病均有较好的康复效果。习惯性便秘与老年性便秘患者坚持练习，对增强胃肠蠕动、改善消化系统功能、促进排便、纠正便秘大有帮助。

五禽戏的历史渊源，可追溯到三国时期的名医华佗，以后繁衍的流派甚多，虽内容千差万别，但基本要领均为内外结合、动静相兼、刚柔相济、意气合一4个方面。内外结合，即内练精气，外练筋骨；动静相兼，指的是既要重视精神的宁静，又要注意肢体的运动；刚柔相济，即练刚劲时刚中有柔，练柔劲时柔中有刚；意气合一，是指在注意呼吸锻炼的同时，又不放松意念活动的锻炼，以意领气。在练习时，要做到全身放松，呼吸均匀和缓，排除杂念，精神专注，动作自然，以达到最佳的锻炼效果。下面以简便易行的简化五禽戏为例，将五禽戏的练习方法做以介绍（图3）。

第一节 熊戏

（1）预备姿势：两脚平行站立，距离与肩同宽，然后两臂自然下垂于体侧，做3~5次深呼吸。

（2）动作：屈右膝，右肩向前下晃动，手臂随之下沉，左肩则稍向后外舒展，右臂稍向上抬，然后屈左膝，以上动作方向相反重复一次。如此反复晃动，次数不拘。熊外表笨拙，而内在沉稳中富有轻灵，练习时，要像熊一样浑厚沉稳。熊戏上虚下实，克服头重脚轻，具有健脾胃、助消化、利关节的功效。

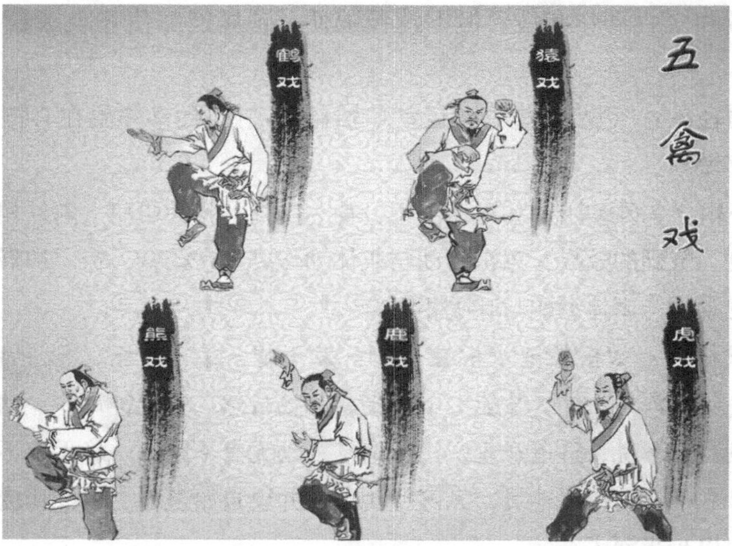

图3

第二节　虎戏

（1）预备姿势：两脚平行站立，两臂自然下垂于体侧，两眼平视前方，口微闭，舌尖轻抵上腭，全身放松，并稍停片刻。

（2）动作：先做左式，两腿向下慢慢弯曲呈半蹲姿势，然后体重移于右腿，左脚靠右踝关节处，脚跟稍离地抬起，脚掌虚点地，两手握拳提至腰部两侧，两拳心均向上，眼看左前方。左脚向左前方斜进一步，右脚随之跟进半步，两脚跟前后相对，距离35cm左右，将重心落在右脚，呈左虚步。两拳顺着胸部向上伸，拳心向里，伸到口前，然后向里翻转变掌向前按出，高与胸齐，掌心向前，两掌虎口相对，眼看左手指尖。再做右式，左脚向前移半步，右脚随之跟到左踝关节处，以下动作完全同左式，唯方向相反。如此左右虎扑，次数不限。练习时，要表现出虎的威猛神态，如目光炯炯、摇头摆尾、扑按搏动，而且要刚中有柔、柔中有刚，不可用僵劲，动作要协调敏捷、沉着勇猛。虎戏动作刚猛，有助于增强体力。

第三节　猿戏

（1）预备姿势：两脚平行站立，两臂自然下垂于体侧，两眼平视前方，口微闭，舌尖轻抵上腭，全身放松，并稍停片刻。

（2）动作：先做甲式，两腿慢慢向下弯曲，左脚向前轻灵迈出呈虚步，左手沿胸前提至与口平行，向前如取物状探出，将达终点时变掌为爪手，手腕随之自然下垂。然后，右脚向前轻灵迈出一步，左脚随之稍跟进，脚跟抬起而脚掌虚点地，右手沿胸前提至与口平行，向前如取物状探出，将达终点时变掌为爪手，手腕随之下垂，左手收回至左肋下，然后左脚往后稍踏实，身体后坐，右脚随之稍退，脚尖点地呈虚步，左手沿胸前至与口平行，向前如取物状探出，将达终点时变掌为爪手，手腕随之下垂，右手也收回至右肋下。再做乙式，方法同甲式，但是方向相反。两式交替锻炼，次数不限。猿戏有助于锻炼肢体的灵活性，具有滑利关节、流畅气血的作用。练习时，要仿效猿之敏捷的特点，表现出纵山跳涧、攀枝登树、摘桃献果之技。

第四节　鹿戏

（1）预备姿势：两脚平行站立，两臂自然下垂于体侧，两眼平视前方，口微闭，舌尖轻抵上腭，全身放松，并稍停片刻。

（2）动作：起势右腿屈曲，上体后坐，左脚前伸，同时右膝稍弯，左脚虚踏，呈左虚步，左手前伸，肘微屈，然后右手置于左肘内侧，两掌心前后遥遥相对。接上式，两臂在身前同时逆时针旋转，左手绕环较右手大些，其关键主要是两臂绕环而不是以肩关节为主活动，应当在腰胯带动下完成，手臂绕大环，尾间（即尾骶，位于脊椎骨的最下段，上连骶骨，下端游离）绕小环。如此运转若干次后，右脚前迈，上体坐于左腿上，右手前伸，左手护右肘，然后顺时针方向绕环若干次。如上所述，左右互换练习，次数不限。鹿戏能够强腰肾，活腰胯，舒筋骨，锻炼腿力。练习时，要像鹿一样心静体松，姿势舒展，将其探身、仰脖、奔跑、回首的神态表现出来。

第五节　鹤戏

（1）预备姿势：两脚相并站立，两臂自然下垂于体侧，眼向前平视，全身放松，并站立片刻。

（2）动作：先做亮翅式，左脚向前迈进一步，右脚跟进半步，脚尖虚点地，两臂自身前抬起，向左右侧方举，并随之深吸气。再做落鹤式，右脚前进与左脚相并，两臂自侧方下落，然后屈膝下蹲，两臂在膝下相抱，同时深呼气。再按相反的方向做亮翅、落鹤式动作。如此交替练习，次数不限。鹤戏有助于增强心肺功能，强健腰肾，调理气血，疏通经络。练习时应当仿效其昂然挺拔，表现其亮翅、轻翔、独立的神态。

五禽戏的动作较多，可结合网络视频等方式学习，勤加练习。

10. 八段锦

八段锦是我国传统的运动锻炼项目，起源于宋代，距今有800多年历史。八段锦以上肢运动为主，同时有少量躯干运动和头颈运动，特点是能加强四肢力量，使胸部肌肉发达，有助于防治脊柱后凸和圆背等。八段锦是一套全身运动锻炼方法，和其他运动锻炼一样，有增进血液循环、提高免疫能力、调节人体器官功能等良好作用。八段锦中需要用力的练法，其运动量比简化太极拳稍大，不用力的练法则比简化太极拳运动量稍小，适宜于体力中等和体弱的中老年人练习，也适合于便秘等慢性病患者练习。

八段锦是从导引发展而来的，所以不是简单的肢体活动，也必须结合呼吸活动来锻炼。便秘患者可重点选练“双手托天理三焦、左右开弓似射雕、调理脾胃需单举、双手攀足固肾腰、背后七颠百病消”5节。每天可练1～2次，一般练到出汗为度（图4）。

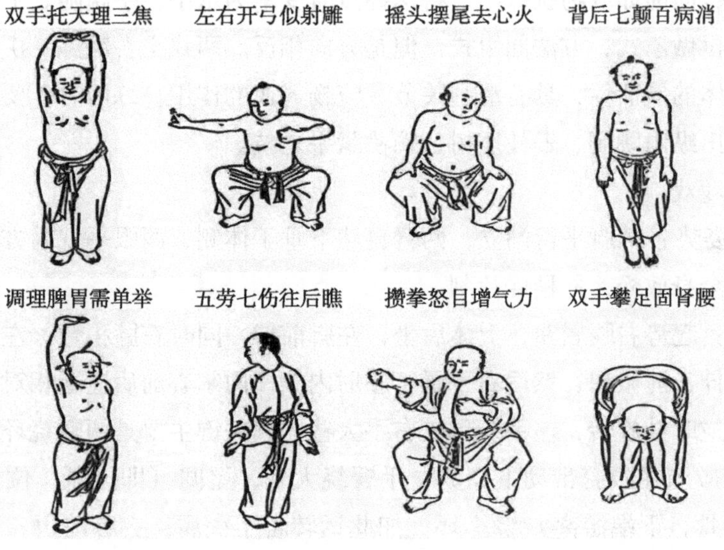
双手托天理三焦
左右开弓似射雕
摇头摆尾去心火
背后七颠百病消
调理脾胃需单举
五劳七伤往后瞧
攒拳怒目增气力
双手攀足固肾腰

图4

第一节　双手托天理三焦

(1) 预备：直立，两脚自然分开与肩同宽，双臂自然下垂，双目平视。全身放松，手指伸直。呼吸调匀，舌尖轻舔上腭，用鼻呼吸。同时脚趾抓地，脚心上提。

(2) 双手掌心向上，两臂自左右两侧徐徐上举，至头顶上方时，双手十指交叉，翻掌，掌心向上做举托动作，头后仰，眼看手背；同时两脚跟尽量上提，并吸气，站立片刻。

(3) 双手十指分开，两臂从两侧徐徐放下，两脚跟也随之落地，并呼气，还原至预备姿势。

(4) 如上反复多遍。

第二节　左右开弓似射雕

(1) 预备：双腿分开呈马步，两手半握拳，平放胸前，拳眼向上，左手在内，右手在外。

(2) 右手示指与拇指撑开，呈八字形，目视右手示指，右手缓缓拉向左外方并伸直，吸气，头随手转至右侧；同时左手向左平拉至左胸呈拉弓状。还原成预备式，呼气。

(3) 动作同上，方向相反。

(4) 如上反复多遍。

第三节　调理脾胃需单举

(1) 预备：自然直立，双臂在胸前平屈，十指自然并拢，两掌心向上，指尖相对。

(2) 翻掌，左掌心向上托，右掌心向下按，并吸气。

（3）复原。再右臂上托，左臂下按。

（4）如上反复数遍。

第四节　双手攀足固肾腰

（1）预备：两脚并立，双臂平屈于上腹部，掌心向上。

（2）身体缓缓前屈，两臂垂下，膝部挺直，双手触摸脚尖，头稍抬。复原呈直立状。

（3）两手放于背后，以手掌抵住腰骶部，身体缓缓后仰。复原。

（4）如上反复多遍。

第五节　背后七颠百病消

（1）预备：直立，呈立正姿势。

（2）两脚跟渐离地，前脚掌支撑身体，依然保持直立姿势，头用力上顶。

（3）脚跟落地，复原为立正姿势。

（4）如此反复颠 7 次。

四、运动锻炼注意事项

（1）适度：要根据个人的年龄、体质、兴趣等，选择适宜的运动项目、运动强度及运动时间。对于中老年患者，应当特别注意其心血管系统的功能情况。适度的运动有益人体健康，而超过了这个度，则是过犹不及，竞技体育中许多猝死案例足以说明这一点。在实际的运动锻炼中，可以自行控制运动时间和运动强度。一般运动时间可以限定在半小时到 1 小时，不宜短时间内大量运动出汗。

（2）因人而异：每个人的年龄、性别、体型、职业、病情等都是不同的，因此要根据个体情况选择适宜的运动方式。年轻、身体较壮、病情较轻者可选择运动量大的锻炼项目；年老、身体虚弱、病情较重者宜选择动作缓慢柔和的运动项目，如散步、打太极拳等。每个人工作性质不同，所选择的运动项目也有差别，如经常久坐者，要选择一些伸腰、扩胸、仰头、远望的运动项目。

（3）因时而异：便秘患者不宜在饭后进行剧烈运动，也不应当在剧烈运动后立即进食。一般较大运动量的体育锻炼应当在饭后 1 小时进行，饭后进行散步则有助于消化和吸收。此外，锻炼时的环境与时间也有很大关系。例如在冬季，清晨寒冷的空气对刚从温暖的家中走出来的老年人尤为不利，冷空气的突然刺激易导致各种心脑血管疾病急性发作，危及生命，因此，冬季早晨运动并不是明智的选择。所以运动时间应根据季节、天气、自身等情况做出相应调整。

（4）坚持：运动疗法贵在坚持，并非一日而成。因为机体的神经系统、内脏器官及肢体功能的完善，身体体质的增强，要通过多次适当运动量的刺激和强化才能够获得，只有长期坚持，才能够取得预期效果。

（5）循序渐进，逐渐加大运动量：在开始进行运动锻炼时，运动量以小为宜。随着患者健康状况的改善，运动量可逐渐加大，达到应有的运动强度之后，可维持在此水平上坚持锻炼，突然加大或无限制加大运动量，会对身体造成伤害，适得其反。循序渐进地加大运动量，使机体逐渐适应运动强度的增加，以达到运动锻炼的目的。

第四章　中医按摩防治便秘

按摩疗法就是运用一定的手法在人体的某些部位进行操作，以达到消除疲劳、健身防病、延缓衰老的一种保健治疗方法。通过按摩，可疏通经络、畅通气血、平衡阴阳、调节整体，从而达到预防、保健、治疗作用。还可以通过点压穴位等方法以达到消炎止痛、解郁散结、祛瘀生新、通利关节、调节内分泌等作用。推拿按摩不需要使用特殊的医疗设备，操作方便，不受时间地点的约束。加之按摩手法平稳可靠、简单易学、安全性高，不会产生药物的毒副作用，因此成为便秘患者缓解自身症状的不二之选。

一、腰腹背部按摩

（1）腹部摩法：用手掌或四指指腹置于腹部治疗部位，做顺时针、有节律的摩动手法。可以摩脐（图1）、右腹部、左腹部、下腹部。每个部位重复 3 ~ 5 分钟，每日 2 ~ 3 次，使腹部温热感逐渐传入腹内为宜。

（2）腹部按揉法：以两手相叠（图2）在腹部做按揉 50 ~ 80 次，按揉时应带动皮下组织一起运动，不能只在体表上做摩擦运动。每次以自觉肠蠕动为宜，每日 2 ~ 3 次。

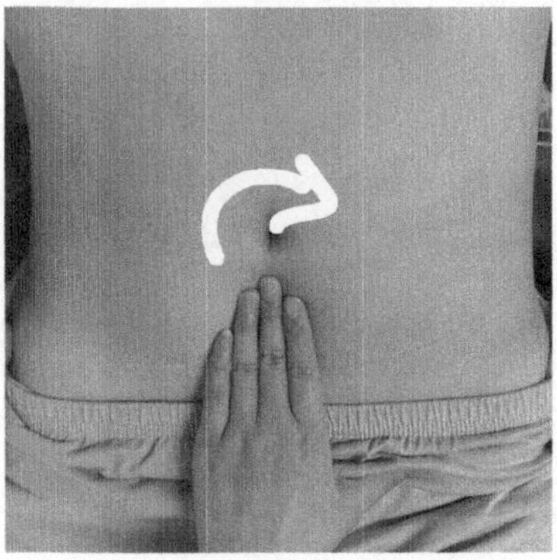

图1

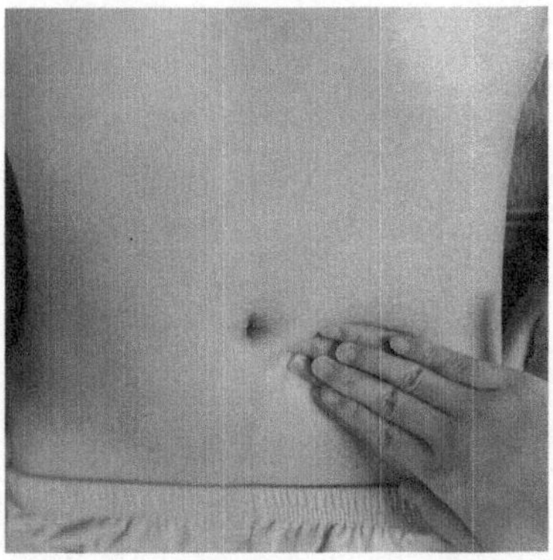

图2

（3）按腹通便法：取端坐位或站立位，全身放松，双手叉腰，双手的拇指指腹分别按于下腹部两侧腹直肌外缘，力度根据个人情况适度调整，但不可过轻，力度太轻可能达不到通便效果。同时配合呼吸，既定位按好后，深吸气，并憋气 2 ~ 3 秒，然后徐徐呼出，呼出的同时拇指指腹向下按压，反复进行。注意呼吸，每次 1.5 ~ 2 分钟，每日 1 ~ 2 次。

（4）推膀胱经：后正中线旁开 1.5 寸，左右各两条线。自上而下用双手拇指或双手握拳推膀胱经。重点推肺俞至大肠俞，以背部觉酸胀为度。每次 5～7 分钟，每日 1～2 次。

二、手部按摩

（1）按揉手部结肠区（图3）：结肠全息穴区位于双手掌侧中下部分。自右手掌尺侧手腕骨前缘起，顺右手掌第四、五掌骨间隙向手指方向上行，至第五掌骨体中段，约与虎口水平位置时转向桡侧，平行通过第四、三、二掌骨体中段；接至左手第二、三、四掌骨体中段，转至手腕方向，沿第四、五掌骨之间至腕掌关节止（升结肠、横结肠、降结肠区）。用拇指指腹推按、推揉手部结肠区 15～20 次，直至被按摩部位感觉酸胀为宜。

（2）推按小肠反射区：位于双手掌心中部凹陷处，各结肠反射区所包围的区域（图3）。用推法推按小肠反射区 1～2 分钟，以局部酸痛为宜。

（3）按压腹腔神经丛反射区：位于双手掌心第二、三掌骨及第三、四掌骨之间，肾反射区的两侧（具体位置如图3 双肾反射区两侧）。用指按法按压腹腔神经丛反射区 1～2 分钟，以局部酸痛为宜。

（4）按压脾胃反射区：位于手掌面第一、第二掌骨之间的椭圆形区域（具体位置如图3）。用指按法按压脾胃大肠反射区 1～2 分钟，以局部酸痛为宜。

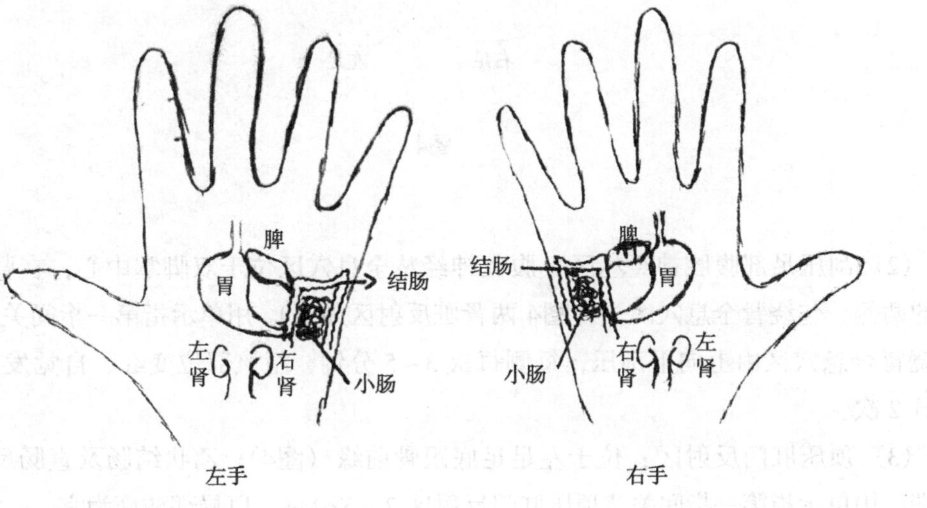

图3

三、足部按摩

按摩前用温水泡足 10 分钟，效果更好。

（1）刮压足部结肠区：升结肠全息穴区位于右脚掌小肠全息穴区外侧；横结肠全息穴区位于双脚掌中间横接升结肠全息穴区至脚掌内侧，呈带状区；降结肠在左脚掌中部，前接横结肠全息穴区外侧端，沿脚外侧平行向下，呈带状区（如图4 大肠区）。用单示指第一指间关节刮压结肠全息穴区，每次 20～30 下，至穴位部皮肤发红、感觉发热为宜。

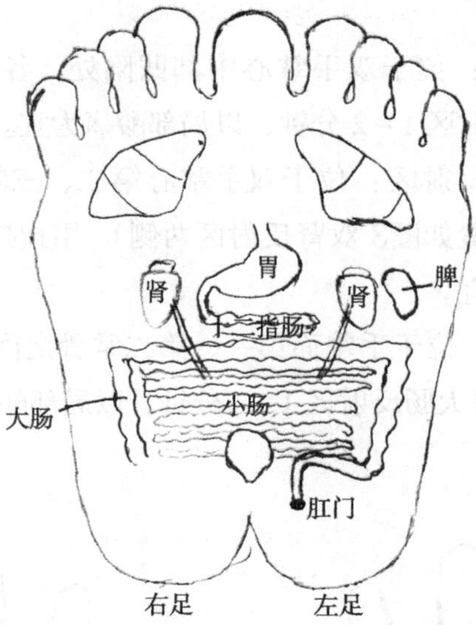

图4

（2）刮压足部腹腔神经丛区：腹腔神经丛全息穴区位于双脚掌中心，在肾全息穴区的两侧，包绕肾全息穴区（即图4 两肾脏反射区周围）。用单示指第一指间关节施力，围绕肾全息穴区由上向下刮压，每侧每次 3～5 分钟，至该部位变红、自觉发热为宜，每日 2 次。

（3）顶压肛门反射区：位于左足足底跟骨前缘（图4），乙状结肠及直肠反射区的末端。用单示指第一指间关节顶压肛门反射区 2～5 分钟，以局部酸痛为宜。

（4）按压十二指肠反射区：位于双足足底第一跖骨底处，胰腺反射区的后外方（参见图4 十二指肠部分）。用拇指指腹按压法按压十二指肠反射区 2～5 分钟，以局部酸痛为宜。

（5）按压小肠反射区（图4）：位于双足足底中部区域，被升结肠、横结肠、降结肠、乙状结肠及直肠等反射区所包围。用拇指指腹按压法按压小肠反射区 2～5 分钟，以局部酸痛为宜。

（6）摩推胃反射区：位于双足足底的底面，内侧第一跖骨小头的后方，前后宽度约为 1 横指的区域（图4）。用拇指指腹摩推胃反射区 2～5 分钟，以局部酸痛为宜。

（7）摩推脾反射区：位于左脚掌底面第四、五趾间缝垂直延长线上，向脚跟方向约 2 横指处（图4）。用拇指摩推法摩推脾反射区 2～5 分钟，以局部酸痛为宜。

四、耳部按摩

（1）按压三焦反射区：位于外耳门后下方，肺与内分泌反射区之间，即耳甲 17 区（图5）。用指按法切压三焦反射区 1～2 分钟，以按摩部位发红或有酸胀感为宜。

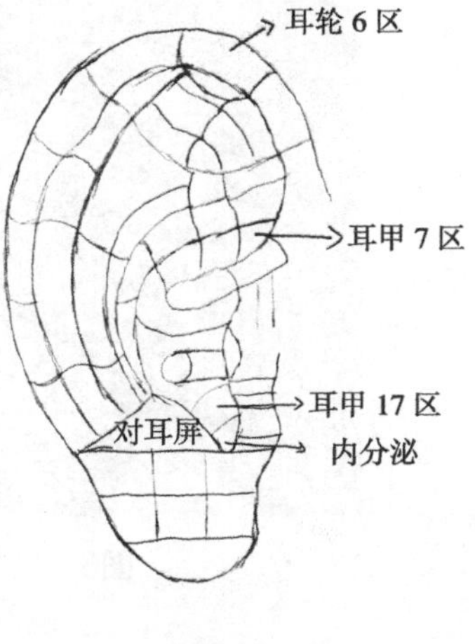

图5

（2）按压大肠反射区：位于耳轮脚及部分耳轮与 AB 线之间的前 1/3 处，即耳甲 7 区（图5）。用指按法按压大肠反射区 1～2 分钟，以按摩部位发红或有酸胀感为宜。

（3）按压交感反射区：位于对耳轮下脚前端与耳轮内缘交界处，即对耳轮 6 区前端（图5）。用指按法按压交感反射区 1～2 分钟，以按摩部位发红或有酸胀感为宜。

（4）按压皮质下反射区：位于对耳屏内侧面（图5）。用指按法按压皮质下反射区 5 次，程度以局部产生酸胀感为宜。

（5）按压内分泌反射区：位于耳甲腔底部屏间切迹内（图5）。用按压法按压内分泌反射区 5 次，程度以局部产生酸胀感为宜。

提示：耳部按摩也可用莱菔子或王不留行子 1 粒，放置于 0.5cm 见方的胶布上，将其贴敷于 2～4 个耳穴上，用拇指、示指按压法作用其上，每日 5 次，程度以局部感到疼痛或酸胀麻木为佳。每贴可敷 2 天，换药后选取其他穴位，两耳交替进行。胶布过敏的患者可减少敷贴时间。

五、便秘特效穴的按摩

（1）按压支沟穴：支沟穴位于前臂背侧，腕背侧远端横纹上 3 寸，尺骨与桡骨之间（图6）。将示指指尖放于前臂背侧的支沟穴上按压，配合呼吸，呼气时按压力度逐渐加重；吸气时按压力度逐渐放松。每次按摩 100～120 次，以自觉穴区酸胀感为佳，每日 1～2 次。

（2）按揉气海穴：气海穴位于下腹部，前正中线上，当肚脐下 1.5 寸（图7）。将示指放于下腹部气海穴上做环形按揉，力度轻柔。每次按揉 100～120 次，以自觉穴区酸胀感为佳，每日 1～2 次。

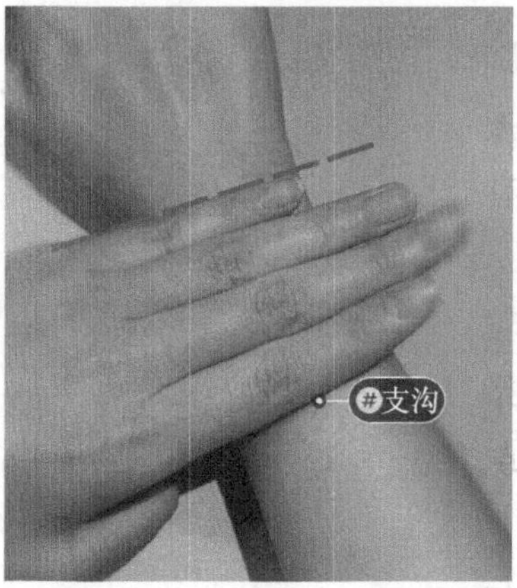

图6

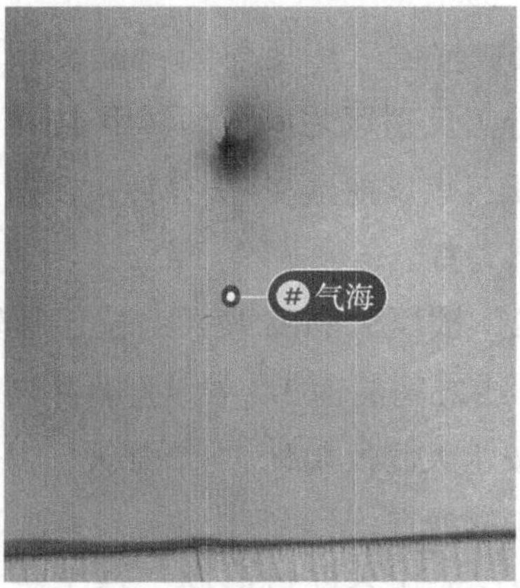

图7

（3）按揉足三里穴：足三里在小腿外侧，外膝眼（膝盖下面外边那个凹陷）直下 3 寸（4 横指），距离胫骨约 1 横指的位置（图8）。右手掌握拳，以右手示指第二指间关节，轻柔按揉穴道约 1 分钟，以局部酸胀感为宜。

（4）按揉小肠俞穴：小肠俞位于骶部，在骶正中嵴旁1.5 寸，横平第一骶后孔处。取俯卧位，按摩者用拇指指腹点按两侧小肠俞穴约 2 分钟，以局部有酸胀感为佳。

（5）一指禅推中脘前正中线上，肚脐上 4 寸，即胸骨下端与肚脐连线的中点（图9）。患者取仰卧位，按摩者在中脘穴以拇指的指端、指腹和桡侧偏峰面着力于穴位上，运用腕部的力量横向来回摆动以带动拇指关节的屈伸活动，使功力轻重交替、持续不断地作用于穴位上，每次 1 分钟，以作用部位感觉酸胀为度。

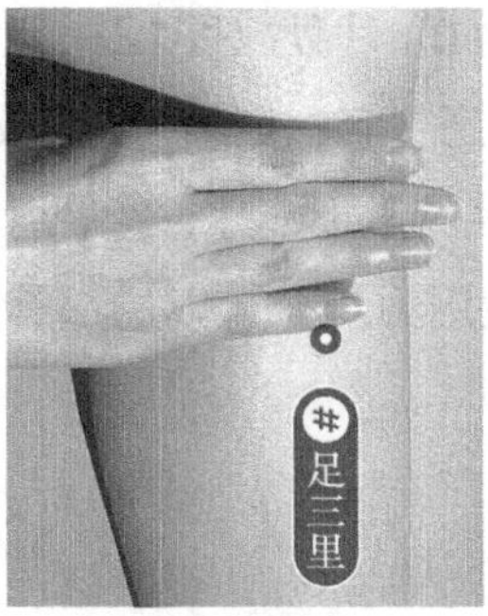

图8

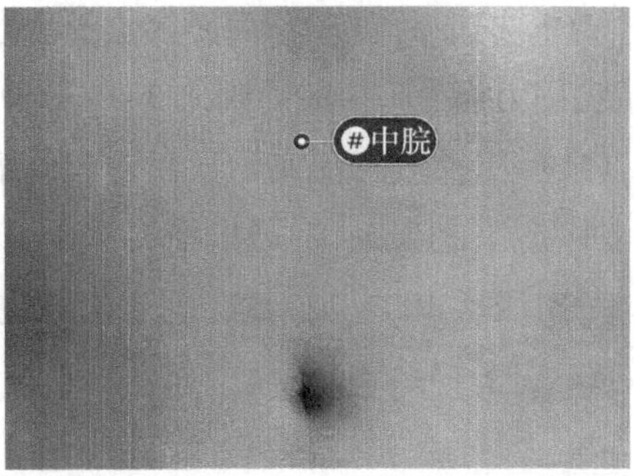

图9

（6）按揉、拍打大肠俞穴：大肠俞穴位于人体腰部，第四腰椎棘突下，后正中线左右旁开1.5寸处。取俯卧位，按摩者双手搓热后，覆于被按摩者的大肠俞处，用双手拇指指腹轻轻用力按揉2～3分钟，再用手掌轻轻拍打，使腰部微微发热为度，两侧各100次，每日2～3次。

（7）指按通便穴：通便穴位于腹部平脐旁开3寸处，左右各一。解大便时全身放松，用左手中指按压左通便穴，用右手中指按压右通便穴，稍用力，以能耐受为度。1～3分钟即可产生便意，排出大便。

（8）点按承山穴：小腿后腓肠肌两肌腹之间凹陷的顶端，左、右各一（图10）。患者俯卧，下肢放松，双足伸出床外，术者立于两足之间，两手拇指同时用力点按两侧的承山穴，用力以患者能耐受为度，点按30秒即减轻按力，再点按再放松，如此反复5～10遍。每日点按1次，连续治疗12次。

（9）按揉手三里穴：手三里穴在前臂，肘横纹下2寸处（图11）。前臂稍屈曲，用拇指指腹按在手三里穴，由轻而重按揉2分钟，以局部有酸胀感为度。

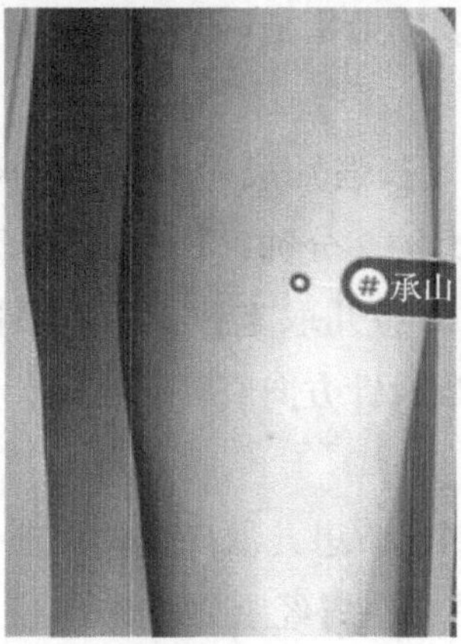

图10

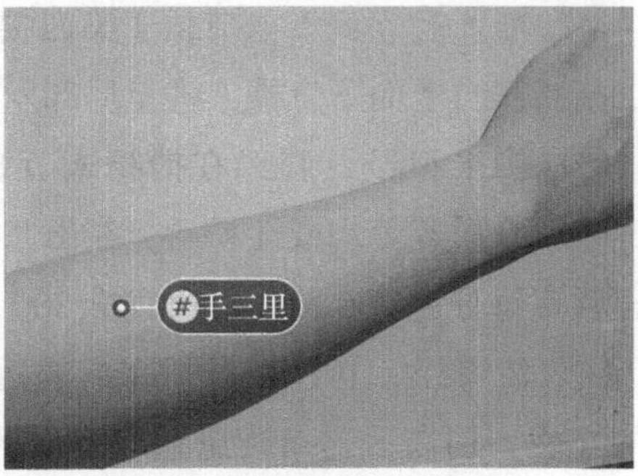

图11

（10）掐按商阳穴：商阳穴位于示指桡侧，距指甲角约0.1寸处（图12）。以一手的拇指指尖用力掐另一手的商阳穴3~5分钟，使穴位处有胀、痛、麻、热感，两侧交换操作。

（11）压揉上巨虚穴：上巨虚穴位于小腿前外侧，当足三里下3寸，距胫骨前缘1横指（中指）（图13）。将拇指指尖放于下肢上巨虚穴上，微用力压揉，以局部有酸胀感为宜。每次压揉100~120次，每日1~2次。

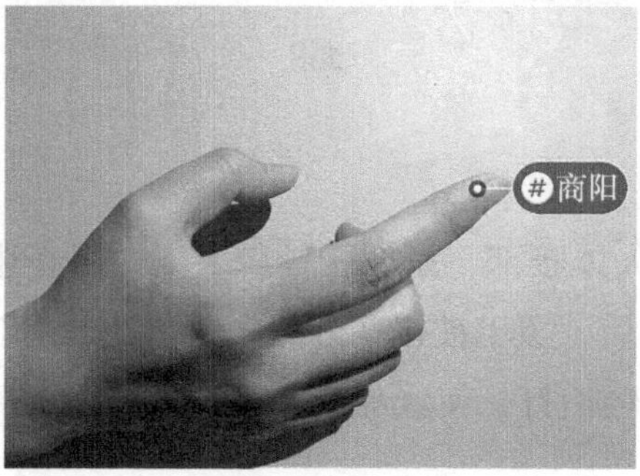

图12

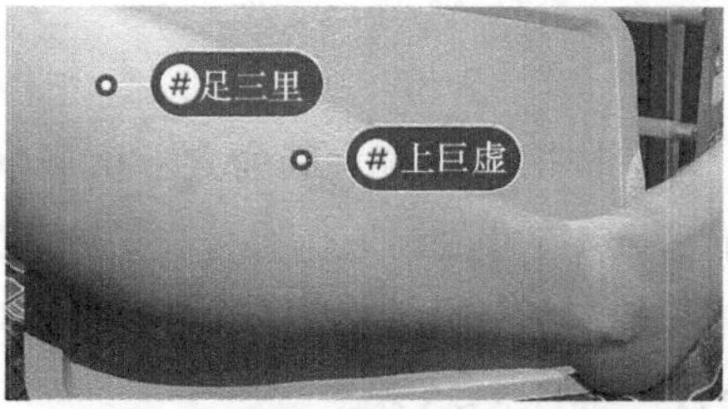

图13

六、小儿便秘的按摩

（1）揉中脘：中脘穴位于前正中线上，当脐上4寸（图17）。按、揉约50次，摩约5分钟。自中脘直推至喉下或反之，约30次。自中脘推向鸠尾处，约30次，此法又称“推三焦”。也可沿季肋处做分推法，此称推腹阴阳，约100次。

（2）摩腹：以示指、中指、无名指指面或掌心在腹部抚摸并做环旋活动，可先逆时针环旋，后顺时针环旋，各2分钟，以感手下发热为宜（参考本章图1）。

（3）揉龟尾：龟尾在尾骨端与肛门之间，属督脉。用拇指指端或示指指端紧紧附着于龟尾处做和缓回转的安抚动作。

（4）推下七节：下七节位于第四腰椎至尾椎骨端（长强）成一直线。以拇指或食、中二指指腹自上而下直推，推至局部发热为度，每次大约2分钟，日1~2次。

（5）旋推脾经：脾经在拇指末节螺纹面（图14）。患儿取坐位，用右手拇指螺纹面，蘸取介质葱姜水或淀粉后，在患儿拇指螺纹面做顺时针方向磨转、推动，用力要均匀，频率每分钟200次，每次宜推300次。

（6）清胃经：胃经在拇指靠近掌面的那一节（图15）。患儿取坐位，用左手固定患儿的左手，用右手拇指边缘蘸取介质葱姜水或淀粉后，在胃经上做推向指根方向的直推。频率每分钟200次，每次宜推150次。

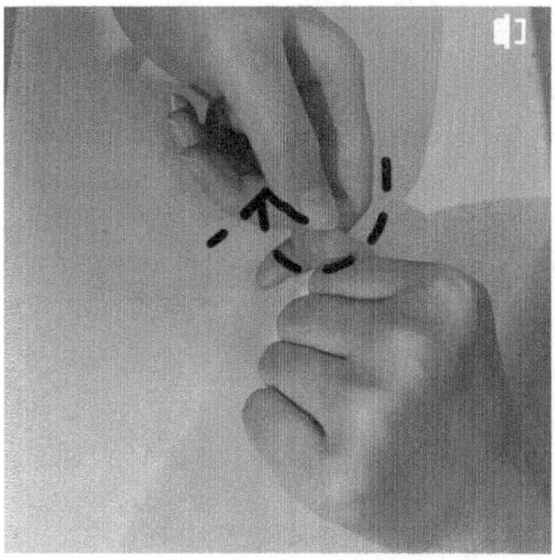

图14

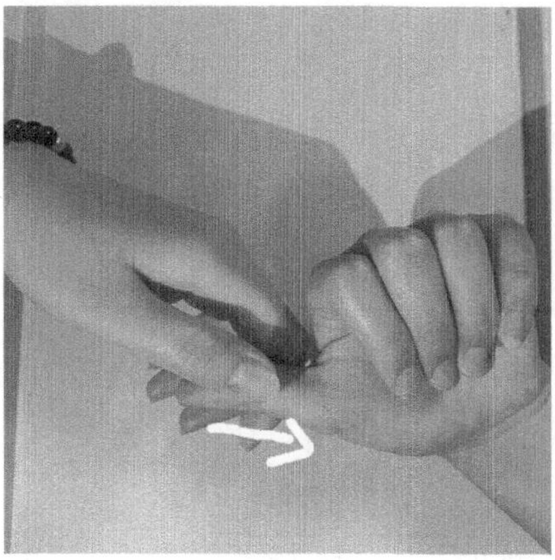

图15

（7）清大肠：大肠穴在示指靠近拇指一侧的边缘，长度从指尖到指根，共3节（图16）。患儿取坐位，用右手拇指边缘或食、中两指指面，蘸取介质葱姜水后，做由指根推向指尖方向的直线单方向推动。频率每分钟200次，每次宜推150次。注意：方向由指根推向指尖，不可反向。

（8）按揉天枢穴：天枢穴在脐部旁开2寸处，左右各一穴（图17）。患儿取仰卧位，用右手食、中两指指端对着两穴，做两指同时按揉。频率每分钟200次，每次宜揉300次。

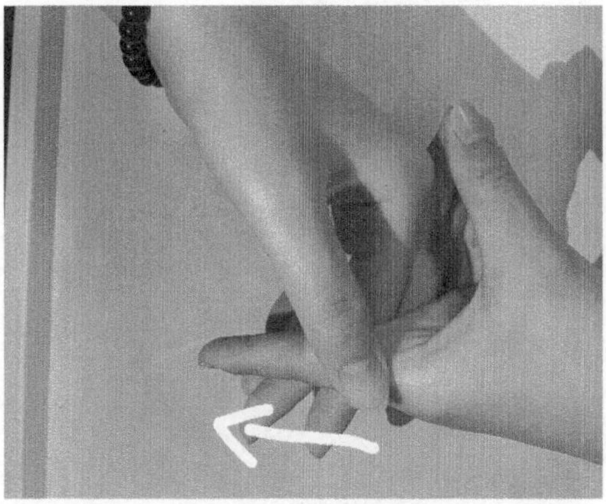

图16

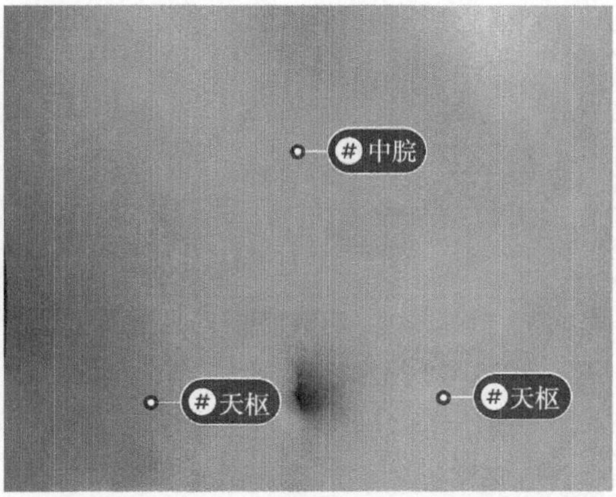

图17

（9）捏脊：脊即整个脊柱骨。患儿取俯卧位，用两手拇指和示指、中指捏住患儿脊柱骨上皮肤，做从尾骨处开始直到平肩处的两手交替翻动皮肤。要求中间不能滑脱，如滑脱则需重新开始。

第五章　便秘患者的心理调节

便秘的产生在很大程度上与心理因素相关。过于紧张、焦虑、抑郁等的不良情绪，易导致肠道蠕动失常或痉挛性收缩，产生或加重便秘；而便秘的患者又容易因此影响其心情、工作和生活，两方面互为因果，相互作用，恶性循环，严重者如抑郁症、精神类疾病、神经性厌食的患者上述表现往往更加严重。

一、什么样的心理因素会影响便秘?

(1) 显著的心情低落：心理障碍如焦虑、抑郁、多梦、失眠、易怒、烦躁……导致生活质量下降，影响生活、工作和学习，也能导致便秘，出现便秘症状后又再次影响心情。

(2) 淡漠、丧失兴趣或愉快感：觉得自己对什么都提不起兴趣，没有了好奇心，以前爱好的事情也懒得去做，没有什么值得自己高兴，对身边的事情漠不关心，甚至把自己封闭起来，或者出现“社交恐惧症”……诸如此类，对身体百害无一利。

(3) 自信心下降，没有价值感：是否时常觉得自己很没用，什么都做不好，内心毫无价值感、自感前途黯淡？即便在工作生活中遇到困难也不要有这样的想法，每个人都是独一无二的存在，试着克服自己的脆弱，接受自己的平庸，鼓足勇气去迎接每一天。

(4) 睡眠障碍、进食障碍、注意力不集中、易疲劳：长时间的便秘也会影响睡眠质量，出现入睡困难、多梦、易醒；食欲减退，看什么都不想吃，不能专注地做事，记忆力减退，精力下降，容易感到疲惫等身体不适的症状。

(5) 自伤或自杀倾向：病情严重的患者会出现自伤或自杀的想法，这绝对不是危言耸听。如果患者现在觉得生活很痛苦，无论是身体上的、精神上的，让患者难以承受，那不要放弃好吗？问题一点一点去解决，不要灰心，不要对生活失去信心，没有过不去的坎儿；我们来到世上主要的事情其实是经历，喜怒哀乐，谁都无法避免，坚强一些，挺过去以后，会发现自己是如此可爱、可敬！

二、具体要做怎样的心理调节才能改善便秘呢?

适当放松心情，建议听一些比较舒缓的音乐，看一些轻松趣味的书籍或者电影，与朋友多谈心、倾诉压力，对于便秘的辅助治疗意义很大。

(1) 倾诉：当遇到烦恼或不顺心的事儿之后，不要把心事埋在心底，应向信赖、善解人意的人倾诉，自言自语也可以，或是对自己的宠物讲，都会缓解压力。

（2）读书：开卷有益，可以读一读自己喜欢的书籍，如心理学、文学、哲学等，这个过程会让人感到轻松、愉悦，对身心健康有很大帮助，也会改善便秘的症状。

（3）听音乐：音乐是人类最美好的语言，轻松愉快的旋律会让人心旷神怡，让人忘却烦恼。放声高歌也是缓解压力的一种方式，是一种气度、一种潇洒。

（4）运动或旅游：运动、健身、旅游会促进人体新陈代谢，身体细胞会得到充足的氧的供应，有利于便秘症状的改善。身体越健康，心理越平静。

（5）其他：也可以尝试着培养其他的一些爱好，如绘画、钓鱼、下棋、看电影。总之，心理调节对便秘的改善很有帮助，不容忽视。

第六章　便秘患者日常辅助药物

在加强锻炼养成良好生活习惯的同时，也要注意药物的辅助治疗，虽然药物不是治疗便秘的首选方式，但是对于长期患有便秘的患者，药物是最有效且快速的方法，那么如何在不方便去医院就诊的情况下选取适合自己的药物呢？本章会着重与大家介绍不同种类便秘辅助药物的优缺点以及适应人群和用法用量，以指导用药治疗。

一、泻药

对于顽固性便秘患者，由于长时间未排便，多会伴有腹胀、腹痛等症状，泻药可以很快缓解。但是，对于泻药应考虑其有效性、安全性以及是否会产生药物依赖。使用泻药时，应把握最低效应的剂量和最短的作用时间，以避免药物滥用，加重病情。

常用的泻药大致分为 4 种：①刺激性泻药：果导片、番泻叶、酚酞片等。②容积性泻药：如硫酸镁。③润滑性泻药：如甘油。④渗透性泻药：如乳果糖。

刺激性泻药长期使用易产生依赖，甚至导致肠道功能损伤、结肠黏膜变黑（结肠黑变病）等，增加患结肠癌的风险，故不宜长期服用。其余 3 种泻药通常致泻作用较缓和，可酌情应用。日常生活中使用泻药的原则是解除短期的便秘症状，恢复正常排便后一定要尽早停止使用，若停用泻药后便秘反复发作，应尽早去正规医院就诊，明确诊断后再进行治疗。如果在不得不长期使用泻药的情况下，建议患者尽量应用副作用小、作用和缓、不易形成依赖的泻药，并且根据缓解情况，随时调整用量。此类泻药主要指渗透性泻药和容积性泻药，渗透性泻药可以减少肠道对大便水分的吸收，容积性泻药可以增加大便中的含水量，促进肠道蠕动。因此，以上两种泻药联合应用效果较好，大便性状为成形软便，不难排出。

二、常用中药饮片

1. 泻下类

此类药物泻下通便作用较显著，常用治疗实热性、积滞性便秘，脾胃虚弱者不宜服用。

（1）大黄：苦，寒，归脾、胃、大肠经。泻下攻积，有较强的泻下作用，荡涤胃肠积滞，尤适用于实热便秘、积滞便秘、顽固性便秘，与枳实、芒硝等相须为用，如

“大承气汤”。但此药因其含有蒽醌类成分，长期服用易导致大肠黑变病，故不宜长期服用。

（2）芒硝：咸、苦，寒。归胃、大肠经。能泻下攻积、润燥软坚，善除燥屎内结。常与大黄联用。

（3）知母：苦、甘，寒；归肺、胃、肾经。有滋阴降火、润燥滑肠、利大小便之效，治疗肺胃实热或阴虚潮热类便秘。常与石膏、贝母等同用，效果明显。

（4）决明子：微甘，寒；归肝、大肠经。有润肠通便之功，治疗肠燥便秘不宜久煎，此药也含蒽醌类成分，长期应用易导致大肠黑变病，不宜长期应用。

（5）番泻叶：甘、苦，寒；归大肠经。此药泻下通便作用较强，多温开水泡服，入煎剂宜后下。

（6）芦荟：苦，寒；归大肠、肝经。通便、杀虫、清肝，治疗便秘多入丸散剂，含蒽醌类成分，不宜长期应用。

2. 润下类

此类药物大多含油质成分，对肠壁和粪便起到润滑作用，通便作用较明显，是治疗便秘的常用中药。

（1）火麻仁：甘，平；归脾、胃、大肠经。润肠通便，降压降脂。可用于阴虚血虚的肠燥便秘，也可用于老年人习惯性便秘。本品不宜用量过多，以免出现呕吐、腹痛、腹泻等不良反应。

（2）郁李仁：苦、甘，平；归小肠、大肠经。本品质润滑肠，兼有利水消肿之功，生用需打碎，多与火麻仁联用。

（3）松子仁：甘，微温；归肝、肺、大肠经。本品润肺，滑肠。多用于治疗肠燥便秘，日常可食用。

（4）苦杏仁：苦，微温，有小毒；归肺、大肠经。本品止咳平喘，润肠通便。多用于肠燥便秘兼有咳嗽气喘之病症。

（5）柏子仁：甘，平；归心、肾、大肠经。本品养心安神，润肠通便。擅长治疗肠燥便秘兼有心悸失眠之病症。

3. 滋补类

此类药物泻下作用和缓，以补虚为主，多用于气血津液虚损导致的慢性便秘，多可长期服用。

（1）桑葚：甘，寒；归心、肝、肾经。有滋阴补血、生津润燥之功效，对于血虚津亏型便秘治疗效果较好。可入药或直接食用。

（2）当归：甘、辛，温；归心、肝、脾经。有活血补血、润肠通便之功效，常用治血虚肠燥便秘，多与肉苁蓉、火麻仁等同用。

（3）天冬：甘、苦，大寒；归肺、肾经。养阴润燥、清肺生津，用治阴津不足之便秘，多与麦冬、玉竹等联用。

(4) 肉苁蓉、锁阳：二者甘，温；归肾、大肠经。有补肾助阳、润肠通便功效，适用于便秘兼有肾阳虚患者。

4. 峻下类

此类药物大多药性峻猛，泻下作用极强，易伤正气，需在医生指导下应用，不可自行服用。

(1) 甘遂：苦、甘，寒，有毒；归脾、肺、大肠经。本品峻下逐水，擅治水肿、鼓胀等重症，不宜与甘草同用。

(2) 大戟：苦、辛，寒，有毒；归肾、大肠经。本品泄水逐饮、消肿散结，擅治水肿、鼓胀等，不宜与甘草同用。

(3) 芫花：辛、苦，温，有毒；归肺、肾、大肠经。本品泄水逐饮、祛痰止咳、杀虫，可用治水肿兼虫积、咳嗽。

(4) 牵牛子（又名二丑）：苦，寒，有毒；归肾、大肠经。本品峻下逐水，兼能去积杀虫，擅长治疗水肿兼虫积腹痛，不宜与巴豆同用。

(5) 巴豆：辛，热，有大毒；归胃、肺、大肠经。本品泻下冷积，逐水退肿，祛痰利咽，治疗便秘效果较为峻猛，多制成巴豆霜。

三、常用中成药

市面上治疗便秘的中成药种类繁多，现将常用的一些列举出来。

1. 麻仁滋脾丸

适应证：用于胃肠炽热、肠燥津伤所致的大便秘结，胸腹胀满，饮食无味，烦躁不宁，舌红少津。

功效：润肠通便，消食导滞。

组成：火麻仁、大黄（制）、当归、姜厚朴、郁李仁、炒苦杏仁、白芍、麸炒枳实等。

用法用量：口服，每次 1 丸，每日 2 次。

禁忌：孕妇忌服。

注意事项：①服药期间忌食生冷、辛辣油腻之物。②服药后症状无改善，或症状加重，或出现新的症状者，应立即停药并到医院就诊。③小儿及年老体弱者，应在医生指导下服用。④对本品过敏者禁用，过敏体质者慎用。⑤本品性状发生改变时禁止使用。⑥儿童必须在成人监护下使用。⑦请将本品放在儿童不能接触的地方。⑧如正在使用其他药品，使用本品前请咨询医生或药师。

2. 麻仁润肠丸

适应证：用于肠胃积热，胸腹胀满，大便秘结。

功效：润肠通便。

组成：火麻仁、苦杏仁（去皮炒）、大黄、木香、陈皮、白芍等。

用法用量：口服。每次1～2丸，每日2次。

禁忌：孕妇忌服。

注意事项：①饮食宜清淡，忌酒及辛辣食物。②不宜在服药期间同时服用滋补性中药。③有高血压、心脏病、肝病、糖尿病、肾病等慢性病严重者应在医生指导下服用。④胸腹胀满严重者应去医院就诊。⑤儿童、哺乳期妇女、年老体弱者应在医生指导下服用。⑥严格按用法用量服用，本品不宜长期服用。⑦服药3天症状无缓解，应去医院就诊。⑧对本品过敏者禁用，过敏体质者慎用。⑨本品性状发生改变时禁止使用。⑩儿童必须在成人监护下使用。⑪请将本品放在儿童不能接触的地方。⑫如正在使用其他药品，使用本品前请咨询医生或药师。⑬服用前应除去蜡皮、塑料球壳；本品可嚼服，也可分份吞服。

3. 麻仁软胶囊

适应证：用于肠燥便秘。

功效：润肠通便。

组成：火麻仁、苦杏仁、大黄、枳实（炒）、厚朴（姜制）、白芍（炒）等。

用法用量：早晚口服，每次3～4粒，每日2次。小儿服用减半，并搅拌溶解在开水中加适量蜂蜜后服用。

禁忌：孕妇忌服。

注意事项：①年老体虚者不宜久服。②忌食生冷、油腻、辛辣食品。③按照用法用量服用，有慢性病史者、小儿及年老体虚者应在医生指导下服用。④服药3天后症状未改善，或出现其他症状时，应及时去医院就诊。⑤对本品过敏者禁用，过敏体质者慎用。⑥本品性状发生改变时禁止使用。⑦儿童必须在成人监护下使用。⑧请将本品放在儿童不能接触的地方。⑨如正在使用其他药品，使用本品前请咨询医生或药师。

4. 参苓白术散

适应证：脾胃虚弱，食少便溏或便秘，气短咳嗽，肢倦乏力。

功效：补脾胃，益肺气。

组成：人参、茯苓、白术（炒）、山药、白扁豆（炒）、莲子、薏苡仁（炒）、砂仁、桔梗、甘草等。

用法用量：口服。每次6～9g，每日2～3次。

禁忌：尚不明确。

注意事项：①忌不易消化食物。②感冒发热患者不宜服用。③有高血压、心脏病、肝病、糖尿病、肾病等慢性病严重者应在医生指导下服用。④儿童、孕妇、哺乳期妇女应在医生指导下服用。⑤服药 4 周症状无缓解，应去医院就诊。⑥对本品过敏者禁用，过敏体质者慎用。⑦本品性状发生改变时禁止使用。⑧儿童必须在成人监护下使用。⑨请将本品放在儿童不能接触的地方。⑩如正在使用其他药品，使用本品前请咨询医生或药师。

5. 枳实导滞丸

适应证：饮食积滞，湿热内阻所致的脘腹胀痛，不思饮食，大便秘结，痢疾里急后重。

功效：消积导滞，清利湿热。

组成：枳实（炒）、大黄、黄连（姜汁炙）、黄芩、白术（炒）、茯苓、泽泻、六神曲（炒）等。

用法用量：口服。每次 6～9g，每日 2 次。

禁忌：尚不明确。

注意事项：妊娠期及哺乳期妇女慎用，年老体弱者慎用。

6. 四消丸

适应证：用于一切气食痰水，停积不化，胸脘饱闷，腹胀疼痛，大便秘结。

功效：消水、消痰、消食、消气，导滞通便。

组成：大黄（酒炒）、猪牙皂（炒）、牵牛子、牵牛子（炒）、香附（醋炒）、槟榔、五灵脂（醋炒）等。

用法用量：口服，每次 30～60 丸，每日 2 次。

禁忌：身体衰弱，脾虚便泄，有外感者及孕妇忌服。

注意事项：身体衰弱，脾虚便泄，有外感者及孕妇忌服。

四、常用西药推荐（开塞露）

适应证：用于便秘。

功效：缓泻。

成分：甘油或山梨醇。

用法用量：将容器顶端盖拔开或将容器顶端刺破、剪开，涂以少许油脂润滑管口，缓慢插入肛门，然后将药液挤入直肠内，成人每次 1 支或 0.5 支，儿童每次 0.5 支。

注意事项：①容器顶端拔开或刺破、剪开后的注药导管的开口应光滑，以免擦伤肛门或直肠。②对本品过敏者禁用，过敏体质者慎用。③本品性状发生改变时禁止使用。④请将本品放在儿童不能接触的地方。⑤儿童必须在成人监护下使用。⑥如果正使用其他药品，使用本品前请咨询医生或药师。

第七章　个人便秘防治计划表

看过本书后，相信大家都有很多感悟，对自己的身体状况以及便秘的形成也有了很好的认识，接下来请做一下测试，然后结合自身情况，从饮食、运动及日常生活习惯方面来给自己量身定制一份便秘防治计划吧！

一、小测试：你的生活习惯及格吗？

测试一：运动（满分 25；及格 15；差 8）

1. 是否有运动意向

没有	0	有一些	1	有	2

2. 平素是否运动

否	0	偶尔	1	经常	2

3. 平时是否对自己的运动时间有所规划

否	0	有一些	1	经常规划	2

4. 运动频率

每周 0 次	0	每周 1~2 次	1	每周 2~4 次	2

5. 每次运动持续时间

0~15 分钟	1	15~30 分钟	2	30~45 分钟	3

6. 坚持运动年限

0~1 年	1	1~5 年	2	5 年以上	3

7. 常做运动种类

1 种	1	1~3 种	2	3 种以上	3

8. 运动后是否感到身心愉悦

否	0	有一些	1	有	2

9. 运动后是否注重休息与恢复

否	0	有时	1	经常	2

10. 是否会做肠道保健或便秘相关的保健操

否	0	了解	1	掌握	2

11.（接 10）平时做相关保健操频率

很少	0	偶尔	1	经常	2

续表

测试二：饮食（满分 30；及格 18；差 10）

1. 平素是否有食欲

否	0	有一些	1	是	2

2. 平素是否有计划的饮食

否	0	有一些	1	是	2

3. 吃肉类食物的频率

否	0	每周数次	1	每周 1～2 次	2

4. 吃蔬菜类食物的频率

否	0	每周 1～3 次	1	每日吃	2

5. 吃水果类食物的频率

否	0	每周 1～2 次	1	每周 2～4 次	2

6. 吃海鲜类食物的频率

否	0	每周超过 3 次	1	每周 1～3 次	2

7. 饮用碳酸饮料及其他饮料频率

每周 4～6 次	0	每周 1～3 次	1	不喝	2

8. 自觉饮水习惯是否标准

否	0	一般	1	有	2

9. 是否感觉口渴才喝水

是	0	有时	1	否	2

10. 晨起是否喝一杯温开水

是	0	有时	1	否	2

11. 是否饮用酸奶及其他益生菌饮品

否	0	偶尔	1	常喝	2

12. 饮水量是否达标

小于 500mL	0	500～1000mL	1	1000mL 以上	2

13. 是否饮酒

是	0	偶尔	1	否	2

14. 饮酒频率

每日	0	以周为单位计算	1	以月或年为单位计算	2

15. 饮酒量

经常喝醉	0	一般，不喝醉	1	极少喝	2

续表

测试三：作息测评（满分 30；及格 18；差 10）					
1. 是否有早睡早起习惯					
否	0	有时	1	是	2
2. 是否感觉因便秘而入睡困难					
是	0	有时	1	否	2
3. 睡前是否有玩手机习惯					
是	0	有时	1	否	2
4. 起夜习惯					
因起夜影响正常睡眠	0	有时起夜不影响睡眠	1	无起夜	2
5. 睡眠时长					
小于 6 小时	0	6~8 小时	1	8~10 小时	2
6. 每日排便时间规律					
无固定规律	0	规律在某一时间段	1	每日晨起排便	2
7. 每次排便时间					
超过 10 分钟	0	5~10 分钟	1	3~5 分钟	2
8. 大便频率					
超过 3 日一次	0	2~3 日一次	1	日行一次	2
9. 日大便失败次数					
超过 3 次	0	1~3 次	1	无	2
10. 排便是否需要协助					
手或外因协助	0	口服药物	1	无	2
11. 便秘年限					
超过 3 年	0	1~3 年	1	1 年内	2
12. 是否感觉便秘影响正常工作生活					
是	0	有一些	1	无	2
13. 是否因便秘而感到焦虑与困扰					
是	0	有一些	1	无	2
14. 是否有信心治疗便秘					
否	0	有一些	1	无	2
15. 平素是否有便秘及肠道养生意识与习惯					
否	0	有一些	1	无	2

二、自我生活情况剖析

（根据本书介绍以及测试结果描述一下自己的便秘状态以及便秘类型，自我剖析生活习惯方式有哪些问题）

三、制订计划

饮食调理计划表
例：食用坚果类食物频率：每周 2～3 次 每日饮水量：达到 1600mL（具体饮水量视情况而定）

运动作息调理计划表
例：运动频率：每周 2 ~ 4 次（间隔运动） 每次运动时间：20 ~ 30 分钟（具体时间由患者年龄及所处环境决定）

四、便秘预防条例日常打卡表

21 天可以养成一个习惯，在制订完成属于你自己的专属调养计划后，用实际行动自行监督，用 21 天的时间将计划的饮食与运动调养变成一种习惯，成为日常生活的一部分，相信你很快就能摆脱便秘困扰，拥有通畅人生！

运动饮食打卡																					
	1	2	3	4	5	6	7	8	9	10	11	12	13	14	15	16	17	18	19	20	21
运动																					
饮食																					

参考文献

[1] 中华医学会消化病学分会胃肠动力学组，功能性胃肠病协作组．中国慢性便秘专家共识意见 [J]. 中华消化杂志，2019.
[2] 李实忠，荣文舟．功能性便秘的病因病机及分类 [J]. 中国临床医生，2001.
[3] 童卫东．结肠慢传输型便秘的病因和诊断 [J]. 医学新知杂志，2007.
[4] 尹淑慧，丁克．出口梗阻型便秘的研究进展 [J]. 山东医药，2001.
[5] 刘佃温，混合型便秘的外科治疗 [J]. 中华中医药学会肛肠分会换届会议暨便秘专题研讨会专刊，2007.
[6] 林新．肠道健康手册 [M]. 北京：中国纺织出版社，2011.
[7] 邓沂．从便秘谈养生 [M]. 北京：人民卫生出版社，2017.
[8]（日）松生恒夫，孙翠翠．肠道黄金书养生先养肠 [M]. 沈阳：辽宁科学技术出版社，2012.
[9] 林傲梵，谢英彪．便秘预防与治疗 180 问 [M]. 北京：人民军医出版社，2013.
[10] 叶任高，陈国资．家用食疗补养大全 [M]. 北京：人民军医出版社，2004.
[11] 严松．百病自我饮食调治 [M]. 北京：人民军医出版社，2003.
[12] 马汴梁．保健药酒配方 1000 首 [M]. 北京：人民军医出版社，2013.
[13] 窦国祥，窦勇．孕产妇饮食营养宝典 [M]. 南京：江苏科学技术出版社，2004.
[14] 易磊，牛林敬．孕产妇怎么吃 [M]. 北京：人民军医出版社，2014.
[15] 于康．孕妇产妇乳母合理营养 ABC[M]. 北京：科学技术文献出版社，2004.
[16] 王丽茹，李兴春．婴幼儿营养食谱 [M]. 北京：学苑出版社，2000.
[17] 刘正才．老年常见病食疗药膳 [M]. 北京：中国医药科技出版社，2013.
[18] 马汴梁．糖尿病并发症饮食疗法 [M]. 北京：人民军医出版社，2004.
[19] 李鸿江．推拿按摩治疗常见病 [M]. 北京：人民卫生出版社，2001.
[20] 本书编写组．手部反射疗法与望手诊病 [M]. 沈阳：辽宁科学技术出版社，2009.
[21] 梁军，于天源，周莉．图解足部反射区保健按摩 [M]. 北京：科学技术文献出版社，2004.
[22] 刘明军，张雷，瞿新明．实用耳部反射区和穴位图解 [M]. 长春：吉林科学技术出版社，2005.
[23] 余曙光．实验针灸学 [M]. 上海：上海科学技术出版社，2009.
[24] 曹锐．小儿常见疾病家庭推拿治疗 [M]. 北京：人民军医出版社，2009.
[25] 胡薇，喻德洪．便秘心理因素的评估和治疗 [J]. 大肠肛门病外科杂志，2004.
[26]《中药学》（普通高等教育“十一五”国家级规划教材）.